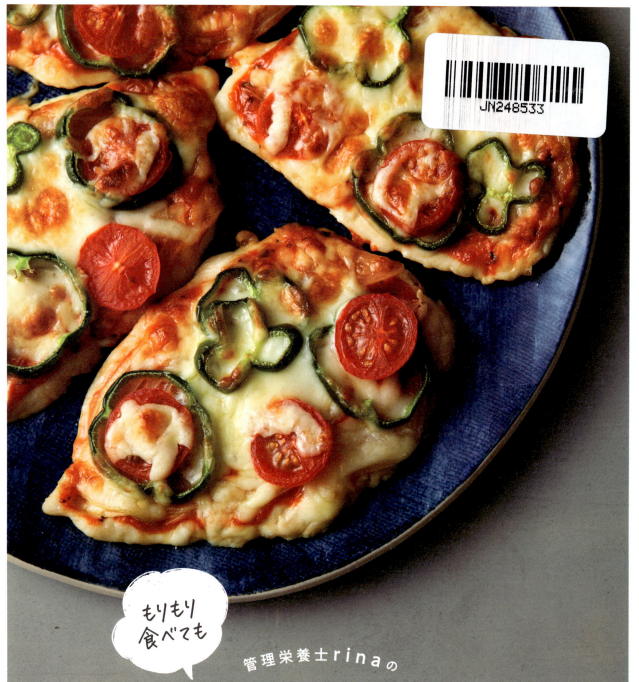

もりもり
食べても

管理栄養士rinaの
太らないおかず

rina

KADOKAWA

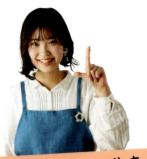

簡単、節約、時短でおいしい料理をとことん追求しているrinaです！

数ある本の中からこの本を手に取ってくださり本当にありがとうございます！
とってもうれしいです。うれしすぎて今頃踊っていることと思います（阿波踊り）。

私のインスタグラムやブログでは、「簡単・時短・節約、冷蔵庫にあるもんで作る！
特別なもんではないけど喜ばれる！」をテーマに、
おかずやおやつレシピを投稿しています。

この本では、管理栄養士視点で「ダイエット」をテーマにした料理をご紹介。
ダイエットはしたいけど、量はしっかり食べたい。おいしいものを食べたい…
そんなわがままに応えます！（ヒャッホーウ）

ダイエットメニューとしてはもちろん、普段のおかずやおつまみにもなる
レシピを考えました。身近な材料、スーパーで買える食材で作れるものばかりなので
気軽に試してもらえたらうれしいです。
うっとりとろけます（神戸牛か）。

この本が、誰かの役に立つことを願って。

rina

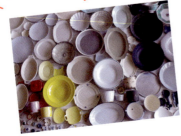

自宅には器がたくさん！

一人で器さがしの旅に行くほど
大好きなので、私の器コレクションの一部をご紹介します！

rinaの料理のポイント

1 スーパーで手軽に買える身近な食材を使う！

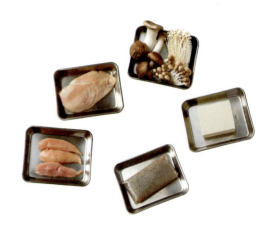

「身近にある安い食材をどうやっておいしく食べるか」をモットーにレシピを考えています。特に、私のレシピでは、とりむね肉、豆腐、えのきが大活躍。保存がきかない食材は、なるべく半端が出ないように工夫しています。例えば、豆腐が1/4丁余っても、次の使い道に困ってしまうので、それなら全部使うか、あるいは豆腐小1パック（1/2丁）を使いきれるレシピにします。その分、他のたんぱく質を足すなど量を調整しています。

2 時短のための工夫がいっぱい！

インスタグラムに、時短でできる料理をアップすると、忙しいママさんからコメントをもらうことが多いです。仕事や子育てで忙しい方に作ってもらい、喜びの声をいただくのはとてもうれしい！ ポリ袋、電子レンジは私の料理には欠かせないもの。時短は、洗い物を減らすことや、調理時間を短くすることで実現しています。

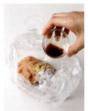

ポリ袋で時短

肉に下味をつけたり、ひき肉に他の食材を混ぜるときは、ポリ袋を活用。こねるよりもむほうがラクですし、ボウルを洗う手間も省けます。

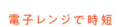

電子レンジで時短

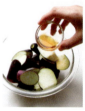

なすをフライパンで素揚げするより、油を回しかけて電子レンジで加熱するほうがラク。揚げものをすると、コンロから目を離せませんが、電子レンジ調理なら放っておくだけで完成！

3 立体感が出るように盛りつける！

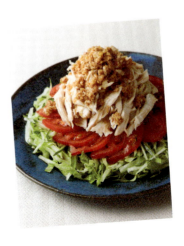

料理は作るのも食べるのも大好き！ 視覚でも「おいしい！」「満足！」と感じたくて、なるべく立体感が出るように盛りつけています。本書では、スタイリストさんが用意した器を使っていますが、器が大好きなので、自宅には器がたくさんあります。料理に合わせて器を替えるのも楽しいです。

rinaのダイエット大原則

「食べる量を減らす」＝「ダイエット成功」ではない！

食べないダイエットは失敗する！

食べないダイエットをして、摂取カロリーを低くすると、脂肪が落ちるより先に筋肉が落ちます。筋肉が落ちると代謝が下がってしまうので、逆にやせにくい体になってしまい、リバウンドもしやすいでしょう。過度な糖質制限もよくありません。脳では糖質しかエネルギー源になら ないので、糖質が足りなくなると筋肉を分解してしまうのです。必要最低限の糖質はとり、筋肉量が減らないようにするのがポイント。本書では、栄養バランスがよく、カロリーも控えた料理を紹介しています。健康的なダイエットを目指しましょう！

カロリーダウンのコツ その1

脂質が少ないたんぱく質をとる

たんぱく質はダイエット中に不足しがち。臓器や髪の毛、爪などあらゆる体づくりに使われる栄養素です。ホルモン、酵素、免疫体などをつくる材料にもなっています。たんぱく質は体の機能を維持するためにも欠かせないものなんです。たんぱく質が不足すると筋力低下、体の機能低下を引き起こし、体調を崩しやすくなる可能性が増します。ダイエット中は脂質が少ないたんぱく質を摂取するのがおすすめです。

豚ヒレ肉
カルニチンというビタミン様物質を含み、脂肪燃焼効果が期待できます。

白身魚
〈たら、さわら、かじき〉
赤身魚や青魚よりも低カロリー。本書ではたら、さわら、かじきを使用。

シーフードミックス
いかは血中コレステロールを低下させるタウリンを、あさりは鉄分を、えびはカルシウムを豊富に含みます。

とりむね肉
ビタミンB群やビタミンKが豊富。糖質、脂質、たんぱく質のエネルギー代謝に役立ちます。

とりささみ
カロリーの低いとり肉の中でも最もカロリーが低い部位です。ビタミン類を豊富に含んでいます。

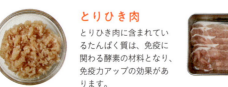

とりひき肉
とりひき肉に含まれているたんぱく質は、免疫に関わる酵素の材料となり、免疫力アップの効果があります。

豚もも薄切り肉
豚肉の部位の中でも特にビタミンB₁が豊富。エネルギーの代謝を助けるのに重要な栄養素です。

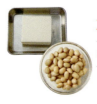

豆腐、大豆
イソフラボンを多く含み、LDL（悪玉）コレステロールを低下させる効果も。

カロリーダウンのコツ その2

オイルカット調理に

いくら脂質が少ない食材を使っても、調理中に油をたっぷり吸収しては元も子もありません。油で揚げる代わりに、食材にパン粉と少量の油をかけてオーブントースターで焼いたり、少量の油で揚げ焼きにすると、食材が吸収する油が減りオイルカットに。フライパンで焼いたり炒める代わりに、電子レンジ調理にすれば、油を使わずにすみ、オイルカットにできます。

これで健康的にやせられる！

揚げずに トースターで焼く
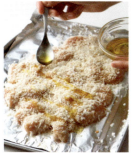
25ページの「ささみのパン粉焼き」での調理方法。

揚げずに 揚げ焼き
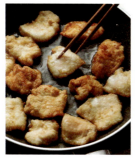
15ページの「カリカリコンソメチキン」での調理方法。

焼かずに 電子レンジ蒸し
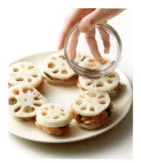
31ページの「れんこんの挟み蒸しあんかけソース」での調理方法。

炒めずに 電子レンジ加熱
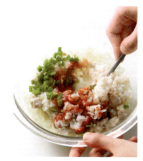
101ページの「レンチン！ヘルシーオムライス」での調理方法。

カロリーダウンのコツ その3

野菜でかさ増し

たんぱく質を多く含む食材の摂取目安は、1食80〜100g。栄養的には足りますが、ボリューム感が出にくく、満足感がないおかずになりがち。そこで野菜をたっぷり入れてかさ増ししたボリュームアップレシピを考えました。"もりもり食べても太らないおかず"で無理なくダイエットを続けることができます。

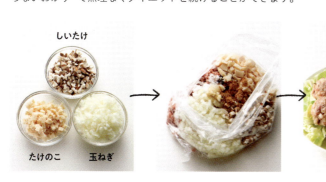

しいたけ / たけのこ / 玉ねぎ

75ページの「レンチン！豚まんの中身蒸し」。ひき肉に玉ねぎ、しいたけ、たけのこのみじん切りをたっぷり混ぜて、ボリュームアップしています。

「カロリーが高めな食材」の中にも ダイエット向き食材あり!

さば缶、鮭も積極的に食べよう!

さばは脂質が多めでカロリーも高めですが、EPAとDHAという、中性脂肪に働く不飽和脂肪酸を豊富に含み、悪玉であるLDLコレステロールと中性脂肪を減らす優れた食材。生さばより、水煮の缶詰のほうがカロリーが低いので、積極的に活用して! 鮭も脂質多め、カロリー高めですが、ダイエット中に取り入れたい食材。鮭の赤い色はアスタキサンチンという色素成分で、強力な抗酸化作用を持っています。EPAやDHAも含んでいるので、ダイエット向き食材なんです。

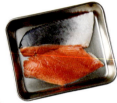

ダイエットの味方=「食物繊維」は 積極的に取り入れて!

「水溶性」「不溶性」をバランスよく摂取!

「水溶性食物繊維」は、主に生活習慣病の原因となるものに対して働きます。例えば、コレステロールの吸収を抑制する作用、ブドウ糖や炭水化物の吸収を緩やかにし、血糖値の上昇を抑える作用など。きのこ類、わかめ、切り干し大根などに多く含まれます。一方、「不溶性食物繊維」は、水分を吸収して胃や腸で膨らむので、満腹感が得やすくなる効果が。便秘の予防にも役立ちます。おから、こんにゃく、根菜類などに多く含まれます。

お肉で包むなど工夫して調理

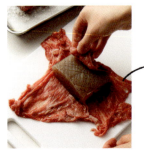
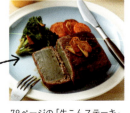

79ページの「牛こんステーキ」では、こんにゃくを牛肉で包んでいます。

他の食材に混ぜ込んで

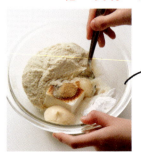
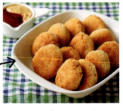

84ページの「おからナゲット」では、豆腐におからを混ぜています。

ダイエットQ&A

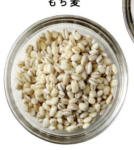

もち麦

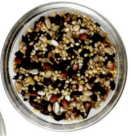

五穀米

Q 米はどのぐらい食べても大丈夫？

A ご飯は1食100g（約170kcal）がベスト。もち麦や五穀米は食物繊維を多く含み、糖質の消化吸収を緩やかにする効果があるので、白米よりもおすすめです。おにぎりなどの冷たいご飯のほうがアツアツのご飯より消化吸収されにくくなるため、ダイエット向き。

Q 代謝をアップさせるにはどうすればいい？

A 赤とうがらし、しょうが、カレー粉などのスパイスを料理に取り入れるとよいでしょう。とうがらしは、脂肪分解の促進、血行の促進が期待できます。しょうがやカレー粉にも脂肪の燃焼を促す効果が。スープなどに入れれば、おいしくたっぷり摂取できます。

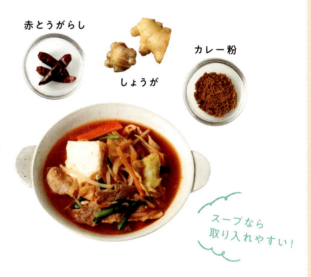

赤とうがらし　しょうが　カレー粉

スープなら取り入れやすい！

Q よく噛んで食べるのは本当にダイエット効果がある？

A 食べ物を口に入れた瞬間から消化は始まっています。唾液には消化酵素が含まれているので、よく噛むということは消化吸収を助けることになります。さらに噛むと満腹感が得やすくなるので、ダイエットに効果ありです！

Q 食事中に水分をたっぷりとると循環がよくなる？

A 水分は1日2ℓを目安にたっぷりとって体内水分の循環をよくしたいところですが、食事中に水分を大量にとると、消化酵素が水で薄まり、消化効率が悪くなってしまいます。水はこまめに1日を通して飲みましょう。冷たい水ではなく、白湯にすれば体が温まり、代謝アップにつながります。

CONTENTS

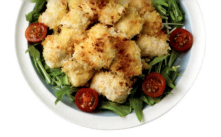

- 2 　簡単、節約、時短でおいしい
　　料理をとことん追求しているrinaです！
- 4 　rinaのダイエット大原則
- 10 　本書の使い方

11 PART 1
「脂質カット」で カロリーダウン おかず

- 12 　とりむね肉で
  - 13 　とりとキャベツの回鍋肉風(ホイコーロー)
  - 15 　カリカリコンソメチキン
  - 17 　レンチン！ 蒸しどり
  - 18 　トースターでねぎみそチキン
  - 19 　とりとなすのみぞれ煮

- 20 　とりささみで
  - 21 　チキンピザ
  - 23 　チキンクリーム
  - 25 　ささみのパン粉焼き
  - 26 　ささみの甘辛手羽先風
  - 27 　ささみピカタ

- 28 　とりひき肉で
  - 29 　酢どり
  - 31 　れんこんの挟み蒸し あんかけソース
  - 33 　チキンミートボールのトマト煮
  - 34 　ふわふわから揚げ
  - 35 　げんこつチキンごぼう

- 36 　豚もも薄切り肉で
  - 37 　揚げないミルフィーユカツ
  - 39 　白菜と豚肉のうま煮
  - 41 　満腹とん平焼き
  - 42 　肉巻き長いものバタポンソテー
  - 43 　薄切り肉のロールキャベツ

- 44 　豚ヒレ肉で
  - 45 　豚ヒレステーキ オニオンガーリックソース
  - 46 　ヒレ肉のみそ焼豚
  - 47 　蒸し豚のにらまみれ

- 48 　魚で
  - 49 　たらのハーブパン粉焼き
  - 50 　タンドリーさわら
  - 51 　かじきのレモンバターソテー
  - 53 　揚げない鮭南蛮
  - 55 　鮭とほうれん草の豆乳グラタン

- 56 　シーフードミックスで
  - 57 　シーフードミックスのかんたん八宝菜風
  - 58 　野菜たっぷり海鮮チヂミ
  - 59 　豆腐クリームのシーフードグラタン

- 60 　豆腐・厚揚げで
  - 61 　豆腐ハンバーグ
  - 63 　ひじきと枝豆の手作りがんも
  - 64 　豆腐の肉みそのっけ
  - 65 　厚揚げキムチ

- 66 　大豆で
  - 67 　レンジで一発！ 大豆のトマト煮
  - 68 　おかずシーザーサラダ
  - 69 　ごぼうと大豆の甘辛

73 **PART 2**

食物繊維豊富 な食材で
かさ増しおかず

74 **きのこで**
　75　レンチン！ 豚まんの中身蒸し
　76　デミきのこバーグ
　77　照り焼きつくね

78 **こんにゃくで**
　79　牛こんステーキ
　80　ヤンニョム豚コン
　81　こんにゃくの回鍋肉(ホイコーロー)

82 **おからで**
　83　おからのサッパリ餃子
　84　おからナゲット
　85　包まない！ おから焼きシュウマイ

86 **切り干し大根・わかめで**
　86　きんぴら切り干し
　86　切り干し大根のピリ辛みそあえ
　87　わかめのコンソメあえ
　87　わかめの香ばしごま炒め
　87　切り干し大根のマヨサラダ

91 **PART 3**

カロリーダウン で
**罪悪感ゼロ麺＆
ご飯**

92 **しらたきで**
　93　カルボナーラ風しらたき
　94　ナポリタン風しらたき
　95　しらたきチャンプルー

96 **パスタで**
　97　えびアボカドの冷製パスタ
　98　しらすとブロッコリーのペペロンチーノ
　99　ベジミートパスタ

100 **ご飯で**
　101　レンチン！ ヘルシーオムライス
　103　豆乳クリームドリア
　104　野菜たっぷりビビンバ丼
　105　明太豆腐クリームの和風あんかけ丼
　106　トマトクリームリゾット
　107　シェントウジャン風雑炊

COLUMN
　70　ダイエットの味方
　　　さば缶で即席サブおかず
　88　レンチンでできる
　　　代謝UPスープ
　108　太らないえのきおつまみ

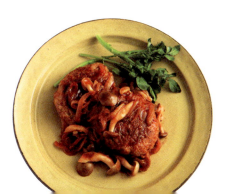

本書の使い方

調理時間の目安
料理が完成するまでにかかる時間を表示。10分〜15分のものが中心で、どれも手軽にできるレシピばかりです。
※漬け込む時間、豆腐の水きりの時間、乾物を戻す時間は調理時間に含みません

とりささみで

サクサクころもがアクセント
ささみのパン粉焼き

調理時間 15分

材料（2人分）
- とりささみ…6本
- 下味
  - 酒…大さじ1
  - 砂糖、しょうゆ…各小さじ1
  - おろしにんにく…1片分
  - マヨネーズ…大さじ1
- 水菜…1/2わ
- ミニトマト…3個
- パン粉…1/2カップ
- オリーブ油…大さじ2

作り方
1. 水菜は3cm長さに切る。ミニトマトは横半分に切る。ささみは筋をとり（Ⅰ）、ポリ袋に入れて、下味を加えてもみ込む（Ⅱ）。
2. くしゃっとしてシワをつけたアルミホイルをオーブントースターのトレイに敷き、ささみを並べ、パン粉をまんべんなくふる（Ⅲ）。オリーブ油を回しかけ（Ⅳ）、トースターで約10分焼く。
3. 器に水菜を敷き、**2**を盛り、ミニトマトを添える。好みでトマトケチャップ、ソースをつけても。

トースターで焼いて 油少なめ ヘルシーに

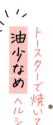

カロリーダウンや食物繊維UPのポイント解説
使う食材や調理方法により、カロリーダウンさせる方法や食物繊維をUPさせる方法を解説しています。

計量スプーンの持ち手にある穴に、ささみの筋を通して筋をペーパータオルでつかみ、引っぱると筋がとりやすい！

ポリ袋にささみと下味を入れてよくもみ込むと、まんべんなく下味がつき、さらに肉が柔らかくなります。

パン粉は、ささみ全体にまぶさずに、上にふりかけ、油をかけて焼けば、香ばしく仕上がります♪

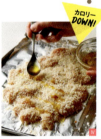
カロリー DOWN!
肉にパン粉をつけて油で揚げるとカロリーが高くなりがち。パン粉と油をふってトースターで焼けばカロリーが抑えられます。油はオリーブ油を使って！

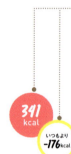
341 kcal
いつもより -176kcal

カロリー表示つき
料理のカロリーのほか、一般的な調理方法で作った場合のカロリーとの差も表記しています。

※カロリーダウンについては、下記3点を念頭に置き、算出しました。
① 本書掲載料理でオイルカット調理をした場合、一般的な調理方法で作った場合と比較。
例えば、オイルカット調理として「揚げ焼き」「パン粉と油をふってオーブントースターで焼く」などした料理は、一般的な調理方法「揚げる」で作った場合と比較。
② 本書掲載料理で脂質が少ない食材を使った場合、一般的にその料理で使われる食材で作った場合と比較。例えば、回鍋肉をとりむね肉で作った場合は、豚バラ薄切り肉で作った場合と比較。
③ 同様の味付け、食べ応え、満足感がある料理と比較。
※カロリーは表記がない場合は、すべて1人分です。

分かりやすいポイントカット
調理のポイントとなる部分は写真とともに解説しています。料理初心者さんでも作りやすい！

レシピの表記について

● 分量表記について
小さじ1は5ml、大さじ1は15ml、1カップは200mlです。いずれもすりきりではかります。

● 基本の調味料について
しょうゆは濃い口しょうゆ、塩は精製塩、砂糖は上白糖、めんつゆは3倍濃縮タイプ、バターは有塩バターを使用しています。みそはお好みのみそを使用してください。しょうゆやみそは商品によって塩分量が異なるので、様子をみて分量を加減してください。

● 卵
M玉を使用しています。

● 火加減について
強火、弱火など、火加減について表記がない場合は、すべて中火にて調理、加熱を行ってください。電子レンジは600Wのものを基準にしています。500Wなら1.2倍、700Wなら0.9倍の時間で加減してください。

● オーブントースター
1000Wのものを基準にしています。W数が異なる場合は、加熱時間を調整してください。

● 各レシピの分量
基本的に2人分または1人分ですが、一部、作りやすい分量になっています。作る前に分量をよく確認してください。

PART 1

「脂質カット」で
カロリーダウン
おかず

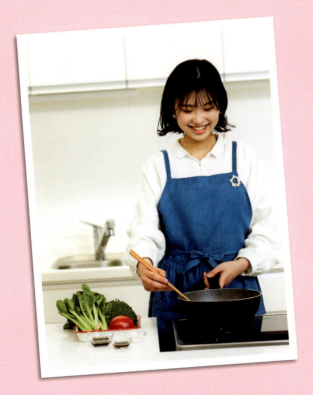

脂質が少ない食材を使って作る
料理レシピを紹介します。
肉は脂質が少ない部位を選ぶことが大事。
魚は赤身魚より白身魚のほうが脂質が少なめです。
オーブントースターでオイルカット調理を
するなど、油を使う量を少なめにして
ダイエット向きの調理方法にしています！

とりむね肉で

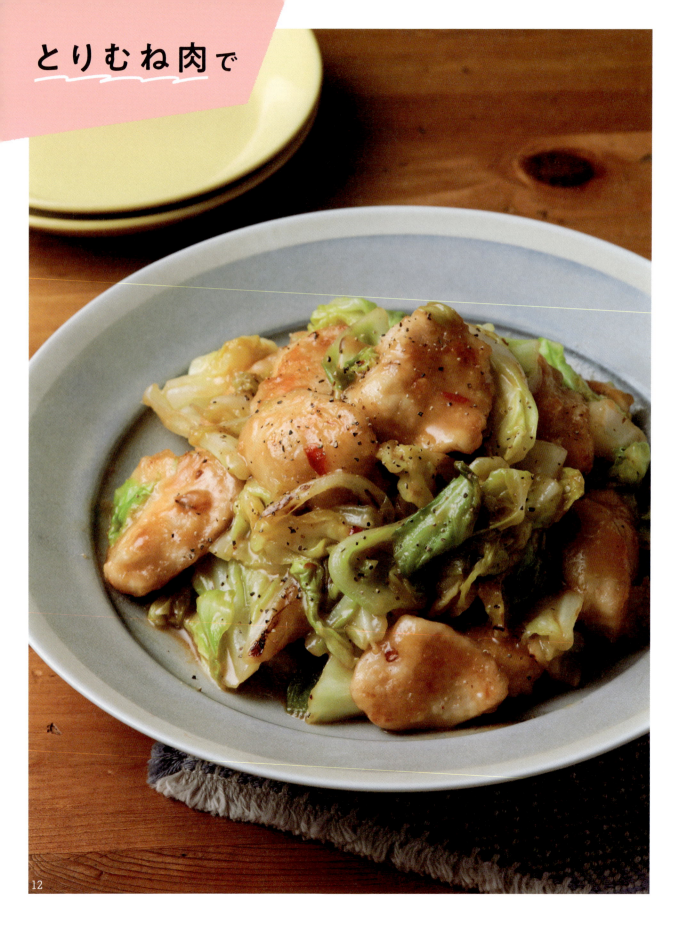

ごま油のいい香り！
とりとキャベツの回鍋肉風(ホイコーロー)

調理時間 10分

材料（2人分）

- とりむね肉（皮なし）…1枚（約250g）
- 下味
  - しょうゆ、酒、おろしにんにく、おろししょうが…各小さじ1
- キャベツ…4枚（約200g）
- 片栗粉…大さじ2
- ごま油…小さじ2
- A
  - 砂糖、みそ、酒、みりん…各大さじ1
  - 豆板醤…小さじ1/2〜1
- 粗びき黒こしょう…少々

作り方

1 キャベツは一口大に切る。とり肉は繊維の向きごとに3つに切り分け、それぞれ繊維を断つようにそぎ切りにする（Ⅳ）。

2 ポリ袋にとり肉と下味の材料を入れ、もみ込む。片栗粉を入れたポリ袋に移し入れ、粉をまぶす（Ⅰ）。

3 フライパンに油を熱し、**2**を5分焼き、上下を返してさらに3分焼く。キャベツを加えて（Ⅱ）さっと炒め、ふたをして3分焼く。Aを混ぜて加えて（Ⅲ）煮絡める。

4 器に盛り、黒こしょうをふる。

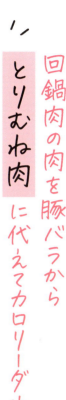

回鍋肉の肉を豚バラから **とりむね肉** に代えてカロリーダウン

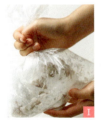
Ⅰ 片栗粉を入れたポリ袋にとり肉、空気を入れて口を閉じ、振ると、手早く均一に片栗粉をまぶすことができます。

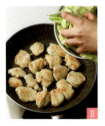
Ⅱ 肉全体に焼き色がついたら、キャベツを加えます。キャベツの食感も残り、おいしく仕上がりますよ。

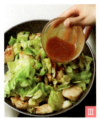
Ⅲ Aは、加える直前によく混ぜると味にムラが出ません。

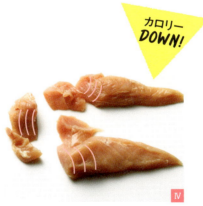
カロリーDOWN!
Ⅳ 回鍋肉の肉を豚バラ肉からとりむね肉に変更してカロリーダウン！　とりむね肉はパサつきがちですが、肉の繊維の向きごとに3つに切り分け、それぞれ繊維を断つようにそぎ切りにすると、しっとり柔らかく仕上がります。

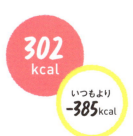
302 kcal
いつもより -385 kcal

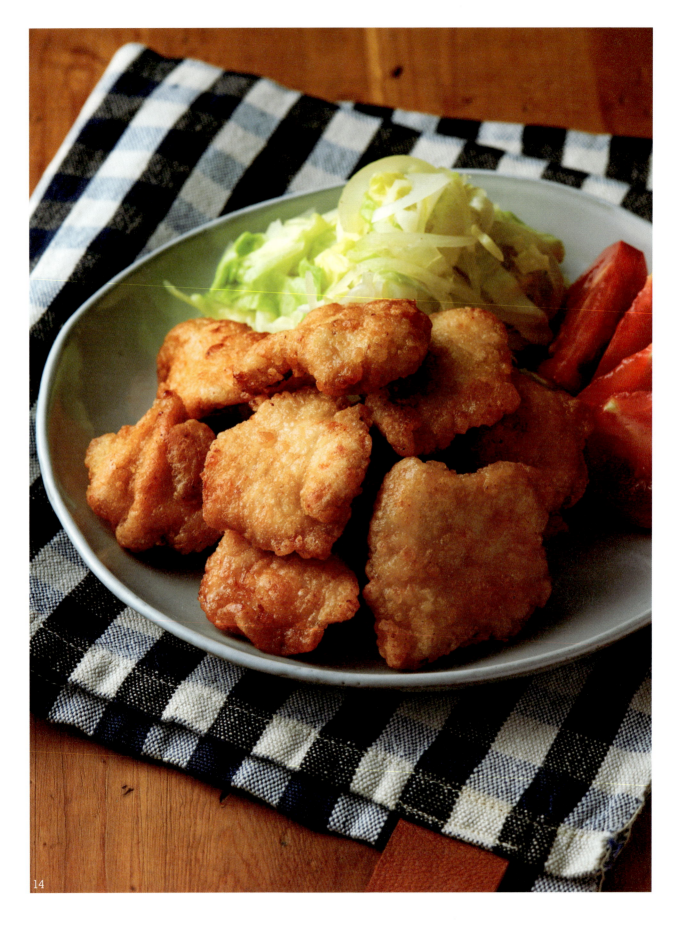

とりむね肉で

中はジューシー、外はカリカリ！
カリカリコンソメチキン

調理時間
15分

材料（2人分）

- とりむね肉（皮なし）…1枚（約250g）
- 下味
  | 砂糖、酒、おろしにんにく…各小さじ1
- キャベツ…2枚
- 玉ねぎ…½個
- トマト…½個
- 塩、こしょう…各少々
- 片栗粉…大さじ4
- コンソメ（顆粒）…小さじ2
- サラダ油…大さじ5〜6

作り方

1 キャベツは細切りにする。玉ねぎは薄切りにする。トマトは4等分のくし形切りにする。とり肉は繊維の向きごとに3つに切り分け、それぞれ繊維を断つようにそぎ切りにする。

2 耐熱ボウルにキャベツと玉ねぎを入れて（Ⅰ）ふんわりラップをかけ、電子レンジで約3分加熱する。塩、こしょうをふり、混ぜる。

3 ポリ袋にとり肉と下味を入れ、もみ込む（Ⅱ）。片栗粉、コンソメを入れたポリ袋に移し入れ（Ⅳ）、全体にまぶす。

4 フライパンに油を熱し、**3**を5分揚げ焼きにし、上下を返して（Ⅲ）約4分、両面こんがりカリッとさせる。

5 器に盛り、**2**とトマトを添える。

ころもにコンソメを加えれば、油少なめでもカリカリに

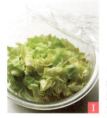
キャベツや玉ねぎは加熱をすることでかさが減り、たくさんの量を食べることができます。

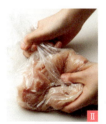
とりむね肉は、しっかりと下味をつけることでジューシーに仕上がります。

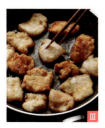
肉はこまめに返さず、こんがり焼き色がついてから上下を返すと、外がカリカリに仕上がりますよ。

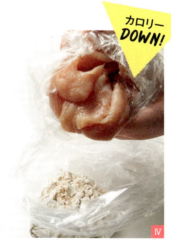
カロリーDOWN!

ダイエットには、調理に使う油の量も大事。ころもにコンソメを加えれば、少ない油でもカリカリに仕上がりますよ。片栗粉とコンソメをしっかり混ぜてから肉にまぶして！

376 kcal

いつもより **-219** kcal

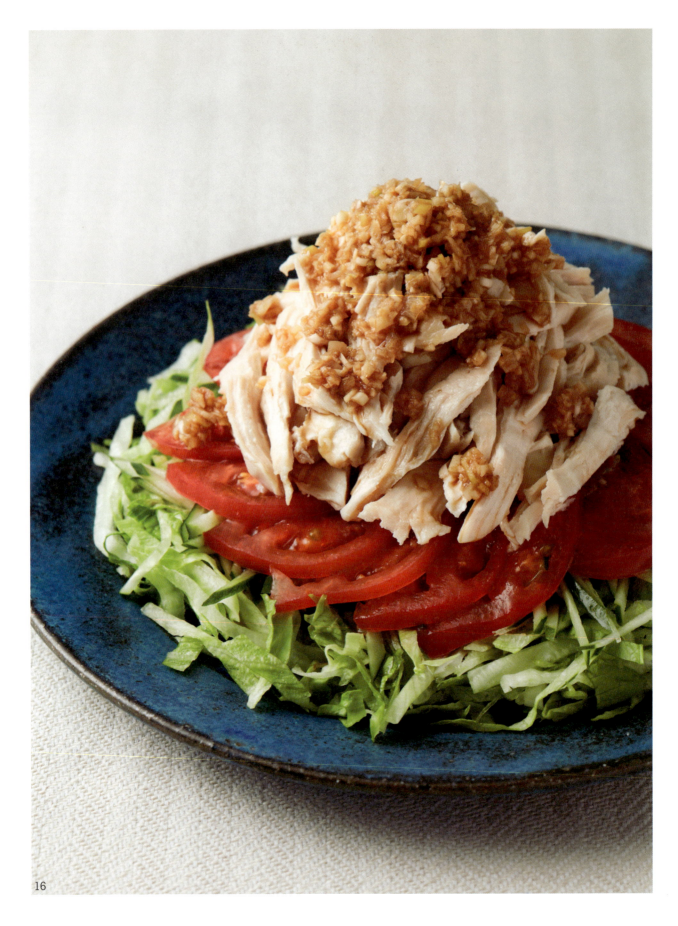

とりむね肉で

調理時間 10分

パンチがあるたれで食欲増進
レンチン！蒸しどり

材料（2人分）
とりむね肉（皮あり）…1枚（約250g）
下味
| 酒…大さじ2
| 砂糖…小さじ1
| 塩…小さじ½
レタス…3枚（約100g）
きゅうり…1本
トマト…½個
たれ
| 長ねぎのみじん切り…10cm分
| しょうがのみじん切り…1かけ分
| にんにくのみじん切り…1片分
| ポン酢じょうゆ…大さじ2
| 砂糖…小さじ2
| みそ、ごま油…各小さじ1

作り方

1 レタスは1cm幅に切る。きゅうりはせん切りにする。トマトは薄めの半月切りにする。

2 耐熱コンテナにとり肉を入れ、フォークで刺して穴を開ける（Ⅰ）。上下を返して同様に穴を開け、下味をすり込む。ふんわりとラップをかけて電子レンジで約5分加熱。そのまま余熱で火を通す（Ⅱ）。さめたら皮を除き、手で裂く（Ⅲ）。

3 器に、レタス、きゅうり、トマトを盛り、**2**をのせる。たれの材料を混ぜて（Ⅳ）かける。

高カロリーなたれは控え、薬味たっぷり **脂肪燃焼系** のたれに

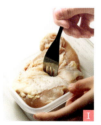
とりむねは、フォークで刺し、下味をすり込むことで柔らかく仕上がります。

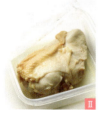
電子レンジ加熱では、肉に最後まで火を通さず、余熱で火を通します。しっとりジューシーに！

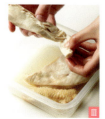
肉はさめてから裂きます。さめる前に裂くと、やけどをする可能性があるので注意。

カロリー DOWN!

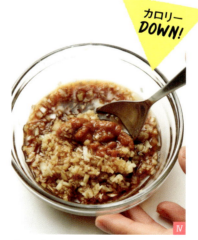

濃厚なごまだれなどは避け、にんにく、しょうがなど脂肪燃焼系の食材をたっぷり入れたたれにします。オイルも少量でカロリーカット！

292 kcal

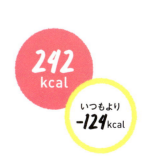
いつもより －124 kcal

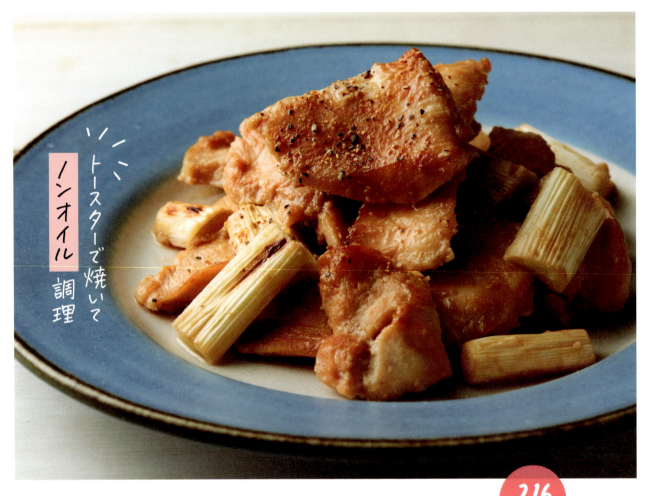

ノンオイル調理 トースターで焼いて

焼けたみそが香ばしい！
トースターでねぎみそチキン

調理時間 18分　216 kcal　いつもより -203 kcal

材料（2人分）

- とりむね肉（皮なし）…1枚（約250g）
- **下味**
  - 砂糖、みそ、しょうゆ、酒…各大さじ1
- 長ねぎ…1本
- 七味とうがらし…少々

作り方

1. 長ねぎはぶつ切りにする。とり肉は繊維の向きごとに3つに切り分け、それぞれ繊維を断つようにそぎ切りにする。
2. ポリ袋にとり肉と下味の材料を入れてもみ込む。
3. くしゃっとしてシワをつけたアルミホイルをオーブントースターのトレイに敷き、2と長ねぎを並べ（I）、トースターで約15分焼く。
4. 器に盛り、七味とうがらしをふる。

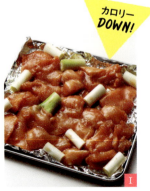

下味をしっかりもみ込んでからトースターで焼けば、油を使わず、ジューシーに仕上がります。ノンオイルでカロリーダウン♪

とりむね肉で

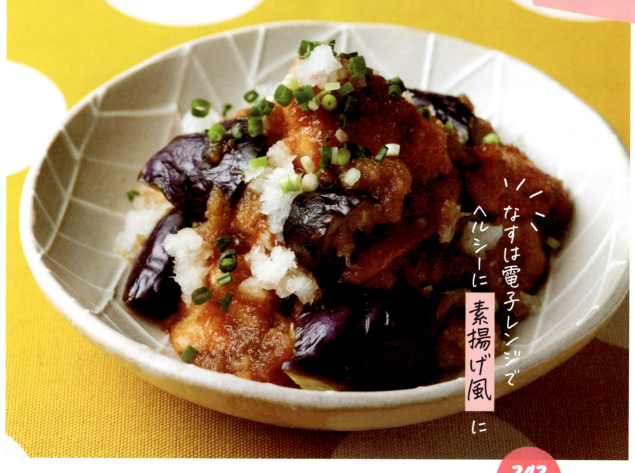

なすは電子レンジでヘルシーに **素揚げ風**に

343 kcal

いつもより **−245** kcal

とろっととろけるなすが最高
とりとなすのみぞれ煮

調理時間 15分

材料（2人分）

とりむね肉（皮なし）
　…小1枚（約200g）
下味
　｜酒、しょうゆ…各大さじ1
　｜おろししょうが…小さじ1
なす…2本
ごま油…大さじ1
片栗粉…適量
サラダ油…大さじ2
A　｜大根おろし…1/4本分
　　　｜めんつゆ（3倍濃縮）…大さじ2
　　　｜白だし…大さじ1
　　　｜みりん…大さじ2
小ねぎの小口切り…適量

作り方

1 なすは乱切りにし、耐熱ボウルに入れてごま油を回しかけ（I）、ラップはかけずに電子レンジで約4分加熱する。

2 とり肉は繊維の向きごとに3つに切り、それぞれ繊維を断つようにそぎ切りにする。ポリ袋にとり肉と下味の材料を入れ、もみ込む。片栗粉を入れたポリ袋に移し入れ、粉をまぶす。

3 フライパンにサラダ油を熱し、**2**を約4分焼き、上下を返してさらに2分焼く。**1**と**A**を加えて煮絡める。

4 器に盛り、小ねぎを散らす。

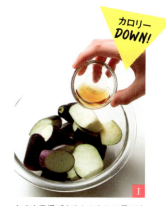

カロリー DOWN!

I

なすを素揚げするとかなりの量の油を吸ってしまいますが、なすに油をかけて電子レンジで加熱すれば、少ない油で素揚げ風に仕上がります♪

とりささみで

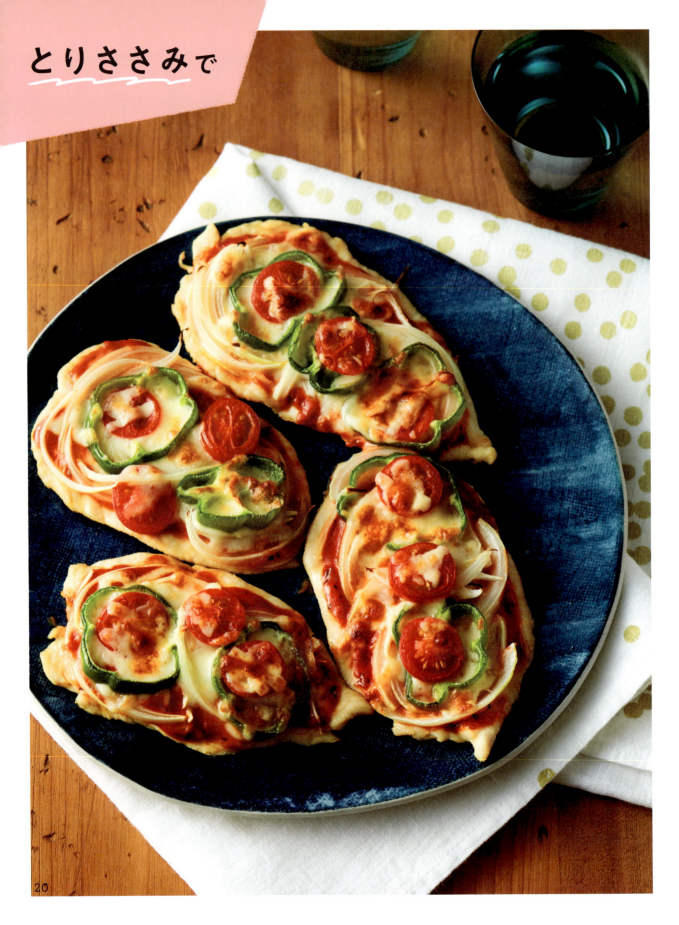

まるで本物のピザを食べているみたい！
チキンピザ

調理時間 15分

材料（2人分）

とりささみ…4本
玉ねぎ…1/4個
ミニトマト…4個
ピーマン…1個

ピザソース
| トマトケチャップ…大さじ3
| おろしにんにく…小さじ1
| しょうゆ…小さじ1
| マヨネーズ…小さじ2
| 好みのハーブ…少々
ピザ用チーズ…40g

作り方

1. 玉ねぎは薄切り、ミニトマトは横3等分に、ピーマンは輪切りにする。ささみは筋をとり、横から水平に切り込みを入れて開いて（Ⅰ）、ラップで挟み、めん棒でたたいてのばす（Ⅳ）。

2. アルミホイルを敷いたオーブントースターのトレイにささみを並べる。ピザソースを塗り（Ⅱ）、玉ねぎ、ミニトマト、ピーマン、チーズをのせる（Ⅲ）。

3. トースターで約10分焼く。

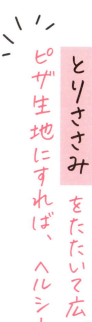
とりささみをたたいて広げピザ生地にすれば、ヘルシー

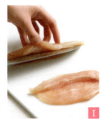
Ⅰ ささみの横から水平に切り込みを入れて、開きます。

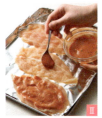
Ⅱ ピザソースはしっかり混ぜてからささみに塗ると、味にムラができません。端まで塗って！

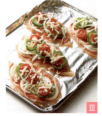
Ⅲ チーズは野菜の間に入れるようにのせると、具材がくっつき、焼きあがったときに野菜が落ちませんよ。

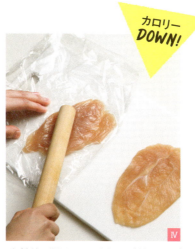
カロリーDOWN!
Ⅳ ピザ生地の代わりにとりささみを生地にすれば、カロリーダウンに。肉をラップで挟んでめん棒でたたくときれいにのばせます。めん棒がなければ、空きビンで代用してもOK。

219 kcal
いつもより **-351kcal**
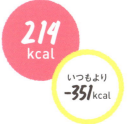

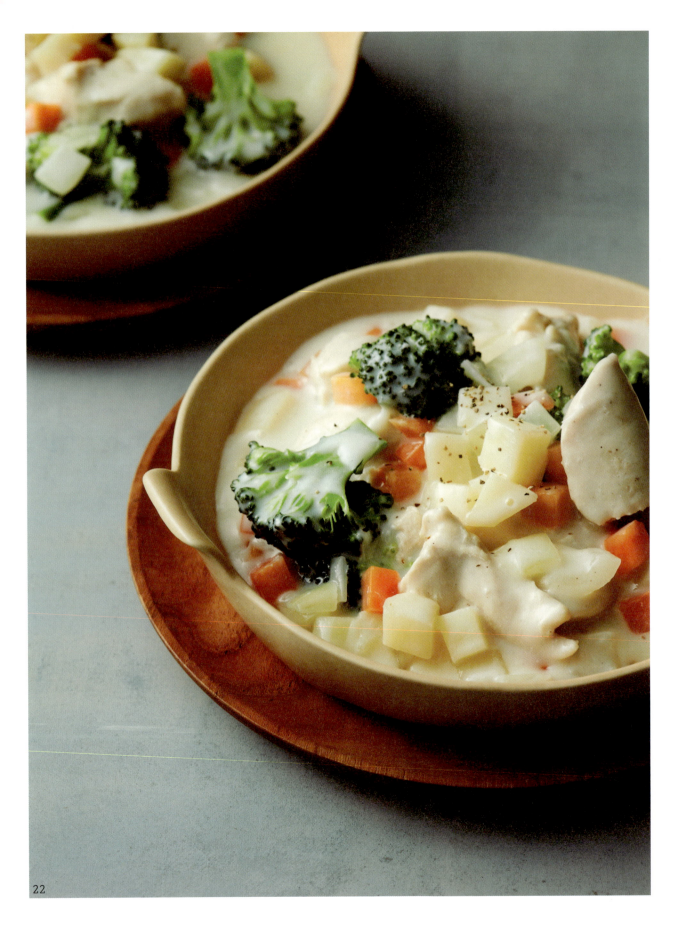

とりささみで

具だくさんで、これ一品で大満足
チキンクリーム

調理時間 **18分**

電子レンジ なら必要最低限のバターで チキンクリームの完成

材料（2人分）

- とりささみ…4本
- **下味**
    - 酒…大さじ1
    - 塩、こしょう…各少々
- じゃがいも…大1個（または小2個）
- にんじん…½本
- 玉ねぎ…½個
- ブロッコリー…⅓個（約100g）
- **A**
    - 小麦粉…大さじ2
    - バター…10g
    - コンソメ（顆粒）…小さじ1
- 牛乳…1½カップ
- 塩、こしょう…各適量
- 粗びき黒こしょう…少々

作り方

1 じゃがいも、にんじん、玉ねぎは1cm角に切る。ブロッコリーは小房に分ける。ささみは筋をとり、フォークで数カ所刺して（Ⅰ）、一口大に切り、下味をもみ込む。

2 耐熱コンテナにささみ、じゃがいも、にんじん、玉ねぎを入れてふんわりとラップをかけ、電子レンジで約7分加熱する（Ⅱ）。**A**を加えて混ぜ（Ⅳ）、牛乳も加えて全体を混ぜてさらに約4分加熱する。

3 耐熱皿にブロッコリーをのせてふんわりとラップをかけ、電子レンジで1分30秒加熱する（Ⅲ）。**2**にブロッコリーを加えて混ぜ、塩、こしょうで味をととのえる。

4 器に盛り、黒こしょうをふる。

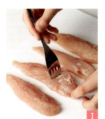
肉を電子レンジ加熱すると硬くなりがちですが、先にフォークで刺しておけば、柔らかく仕上がります。
Ⅰ

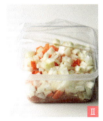
加熱時間を考えて野菜は1cm角と、小さめにしておくのがベスト。
Ⅱ

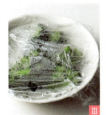
ブロッコリーは少量なら、ゆでるより電子レンジ加熱のほうが時短になります。
Ⅲ

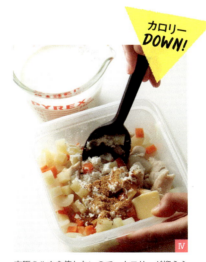
カロリー**DOWN!**
Ⅳ
市販のルウを使わないので、カロリーが抑えられます。電子レンジで作れば、バターの量も少なめでおいしく仕上げることができます♪

351 kcal

いつもより **-222** kcal

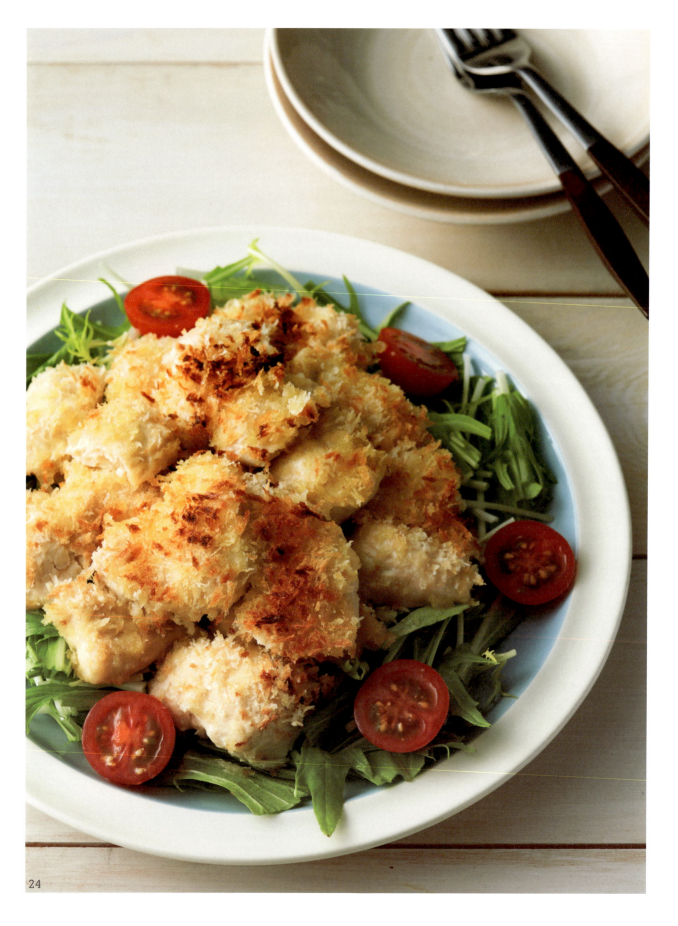

とりささみで

サクサクころもがアクセント
ささみのパン粉焼き

調理時間
15分

材料(2人分)

とりささみ…6本
下味
　酒…大さじ1
　砂糖、しょうゆ…各小さじ1
　おろしにんにく…1片分
　マヨネーズ…大さじ1
水菜…½わ
ミニトマト…3個
パン粉…½カップ
オリーブ油…大さじ2

作り方

1. 水菜は3cm長さに切る。ミニトマトは横半分に切る。ささみは筋をとり(Ⅰ)、ポリ袋に入れて、下味を加えてもみ込む(Ⅱ)。

2. くしゃっとしてシワをつけたアルミホイルをオーブントースターのトレイに敷き、ささみを並べ、パン粉をまんべんなくふる(Ⅲ)。オリーブ油を回しかけ(Ⅳ)、トースターで約10分焼く。

3. 器に水菜を敷き、2を盛り、ミニトマトを添える。好みでトマトケチャップ、ソースをつけても。

トースターで焼いて 油少なめ ヘルシーに

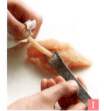
計量スプーンの持ち手にある穴に、ささみの筋を通して筋をペーパータオルでつかみ、引っぱると筋がとりやすい！

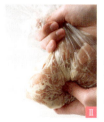
ポリ袋にささみと下味を入れてよくもみ込むと、まんべんなく下味がつき、さらに肉が柔らかくなります。

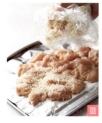
パン粉は、ささみ全体にまぶさずに、上にふりかけ、油をかけて焼けば、香ばしく仕上がります♪

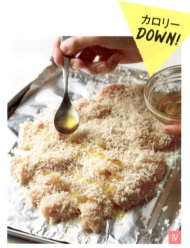
カロリー DOWN!

肉にパン粉をつけて油で揚げるとカロリーが高くなりがち。パン粉と油をかけてトースターで焼けばカロリーが抑えられます。油はオリーブ油を使って！

341 kcal

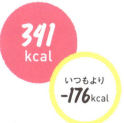
いつもより
-176 kcal

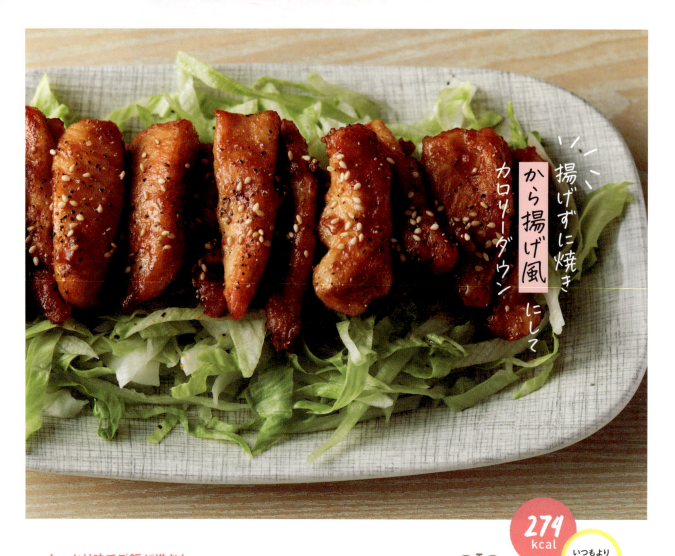

揚げずに焼き、から揚げ風にしてカロリーダウン

274 kcal

いつもより **−251 kcal**

調理時間 **10分**

しっかり味でご飯が進む！
ささみの甘辛手羽先風

材料（2人分）

とりささみ…6本
下味
　酒…大さじ1
　しょうゆ…小さじ1
片栗粉…大さじ3
レタス…2枚
サラダ油…大さじ2
A おろしにんにく…小さじ1
　　砂糖、酒、みりん…各大さじ1
　　しょうゆ…大さじ2
粗びき黒こしょう…少々
白いりごま…少々

作り方

1. レタスは細切りにする。ささみは横半分に切り、それぞれ縦3等分に切り、スティック状にする。

2. ポリ袋にささみと下味を入れ、もみ込む。片栗粉を入れたポリ袋に移し入れ、粉をまぶす。

3. フライパンに油を熱し、約5分焼き、上下を返して3〜4分焼く（Ⅰ）。フライパンの油を拭いて、**A**を入れて煮絡める。

4. 器にレタスを敷き、**3**を盛り、黒こしょう、ごまをふる。

カロリー **DOWN!**

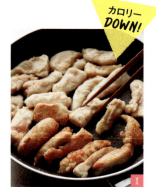

ささみは、片面が焼けたら上下を返し、全体がこんがりするまで焼くと、油で揚げなくても香ばしく仕上がります。揚げるよりもヘルシーに！

とりささみで

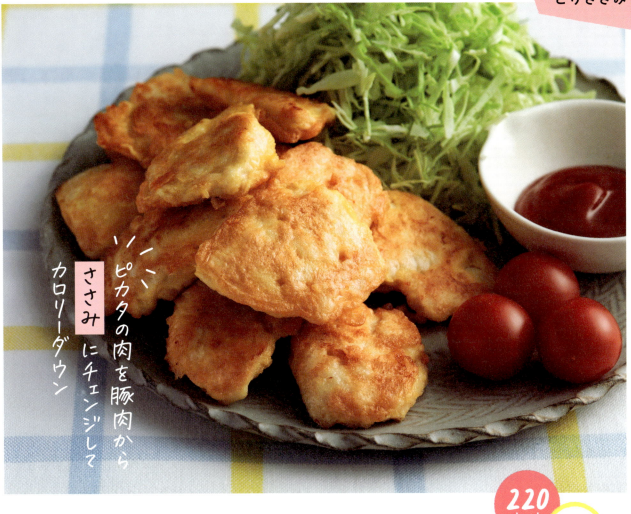

ピカタの肉を豚肉から ささみ にチェンジして カロリーダウン

220 kcal いつもより **-213 kcal**

チーズのいい香りが！
ささみピカタ

調理時間 10分

材料（2人分）

- とりささみ…4本
- 下味
  - 酒…大さじ1
  - 塩、こしょう…各少々
- キャベツ…2枚
- ミニトマト…3個
- 小麦粉…大さじ1
- 卵…1個
- 粉チーズ…大さじ1
- サラダ油…大さじ1
- トマトケチャップ…適量

作り方

1. キャベツはせん切りにする。ささみは筋をとり、そぎ切りにして（Ⅰ）下味をつける。
2. 小麦粉を入れたポリ袋にささみを入れてまぶす。卵と粉チーズを入れて混ぜたポリ袋に移し入れ、まぶす。
3. フライパンに油を熱し、2を並べ入れて約3分焼き、上下を返してさらに3分焼く。
4. 器に盛り、キャベツとミニトマトを添える。トマトケチャップを添える。

カロリー DOWN!

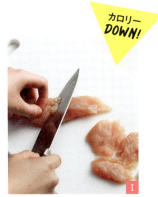

パサつきやすいささみは、そぎ切りにして下味をつけます。脂質が少ないのでカロリーダウンに♪

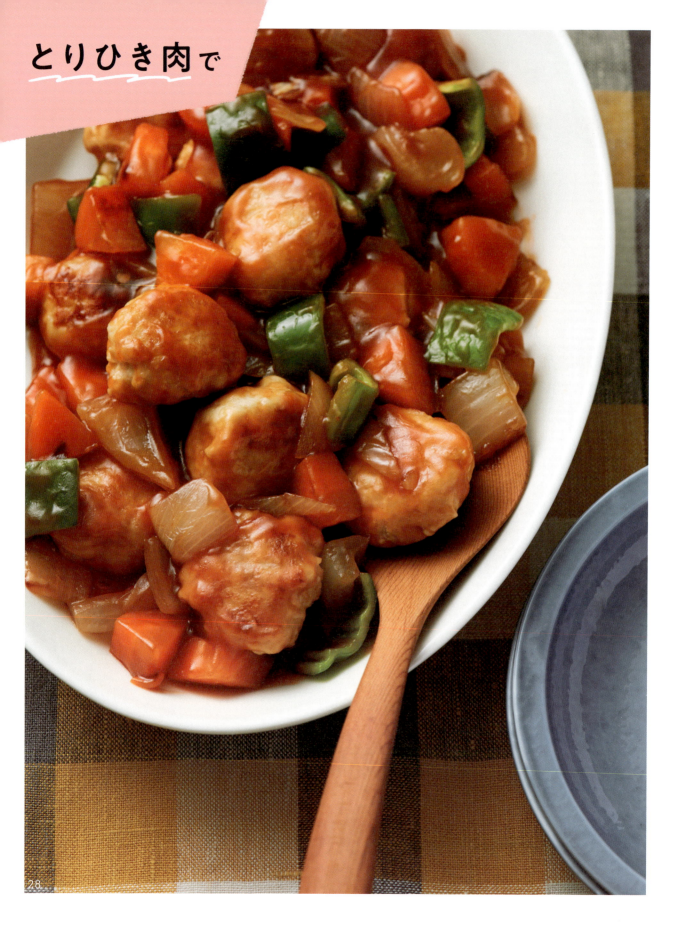

とりひき肉で

甘酢あんがたまらない！
酢どり

調理時間 15分

材料（2人分）

肉だね
- とりひき肉…200g
- 砂糖、しょうゆ、おろしにんにく、おろししょうが…各小さじ1
- 片栗粉…大さじ2
- 酒…大さじ1

にんじん…½本
玉ねぎ…½個
ピーマン…2個
サラダ油…大さじ1

合わせあん
- トマトケチャップ…大さじ2
- 砂糖、片栗粉、しょうゆ、酢、みりん…各大さじ1
- 水…½カップ

作り方

1. にんじん、玉ねぎ、ピーマンは2cm角に切る。
2. ポリ袋に肉だねの材料を入れて（Ⅳ）もみ込む。12等分して丸める。
3. フライパンに油を熱し、**2**を並べ入れて約2分焼く。上下を返して（Ⅰ）にんじん、玉ねぎを加えて約2分炒め、水大さじ3を加えて（Ⅱ）ふたをし、約4分蒸し焼きにする。ピーマンを加えてさっと炒め、合わせあんを混ぜて加え（Ⅲ）、炒め合わせる。

酢豚を脂身が少ない **とりひき** で作ってヘルシーに

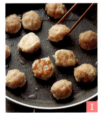
肉団子にしっかり焼き色がついてから上下を返します。揚げなくてもおいしい♪

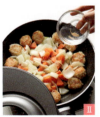
水を加えてふたをし、蒸し焼きにすることで、肉はふっくら、野菜からは旨みや甘みが出てきます。

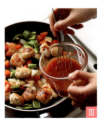
合わせあんは、しっかり混ぜてから加えないとうまくとろみがつかないので注意！

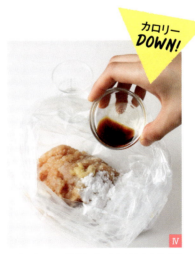
カロリーDOWN!

脂身が少なく、淡白な味になりがちなとりひき肉ににんにく、しょうがを混ぜてパンチを効かせます。ヘルシーだけど満足感のある酢どりに！

324 kcal

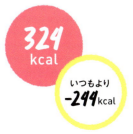
いつもより **−249** kcal

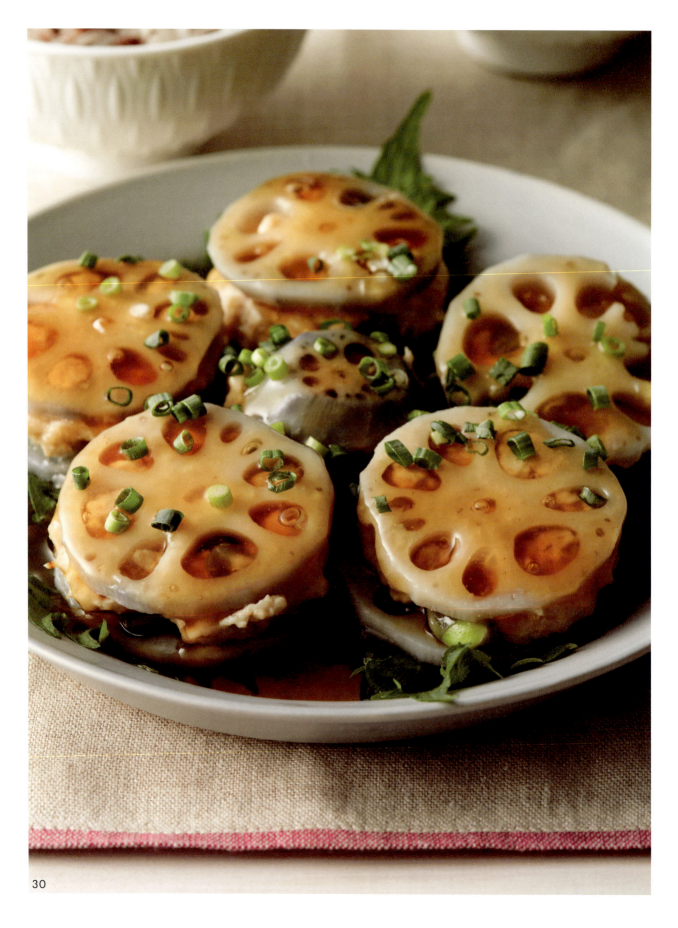

とりひき肉で

肉だねに枝豆を入れて食感UP！
れんこんの挟み蒸し あんかけソース

調理時間 15分

材料（2人分）

肉だね
- とりひき肉…200g
- 冷凍枝豆…大さじ2（正味20g）
- おろししょうが、しょうゆ…各小さじ1
- 片栗粉、酒…各大さじ1
- 塩、こしょう…各少々

れんこん…1節（約130g）
片栗粉…大さじ1
酒…大さじ2

あん
- 砂糖、白だし…各大さじ1
- めんつゆ（3倍濃縮）…大さじ2
- 片栗粉…小さじ2
- 水…½カップ

小ねぎの小口切り…適量
大葉…6枚

作り方

1. れんこんは5mm幅に切って計12等分にし、水けを拭く。ポリ袋に肉だねの材料を入れてもみ込む（Ⅰ）。

2. れんこんの水けを拭き、片栗粉を薄くふり、れんこん6枚に肉だねをのせ、残りのれんこんをのせて挟む（Ⅱ）。

3. 耐熱皿に並べて酒をふり（Ⅳ）、ふんわりとラップをして電子レンジで7分加熱する。

4. 耐熱ボウルにあんの材料を入れて混ぜ（Ⅲ）、ラップはせずに電子レンジで30秒加熱し、泡立て器で混ぜる。再び30秒加熱して混ぜ、さらに1分加熱して混ぜとろみをつける。ゆるいようなら様子をみて30秒ずつ追加して。

5. 器に大葉を敷き、**3**をのせて、**4**をかけ、小ねぎをふる。

フライパンで焼かずにノンオイルでヘルシー　**電子レンジ調理**すれば、

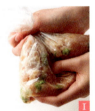
Ⅰ　ポリ袋に肉だねの材料を入れてもむと、簡単にまとまります。

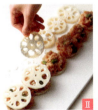
Ⅱ　れんこんは片栗粉をふってから肉だねを挟むと肉が外れにくくなります。

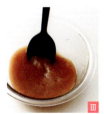
Ⅲ　あんは一気に加熱せずこまめに加熱して混ぜることで、だまになるのを防ぎます。

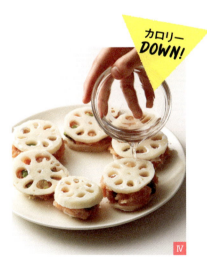
カロリーDOWN!

Ⅳ　電子レンジで加熱する前に、酒をかけることで、肉はふっくら！ 野菜はしっとり！ おいしくなります。フライパンで焼くよりカロリーダウンなのに、おいしさはそのまま！

296 kcal

いつもより **-288 kcal**

31

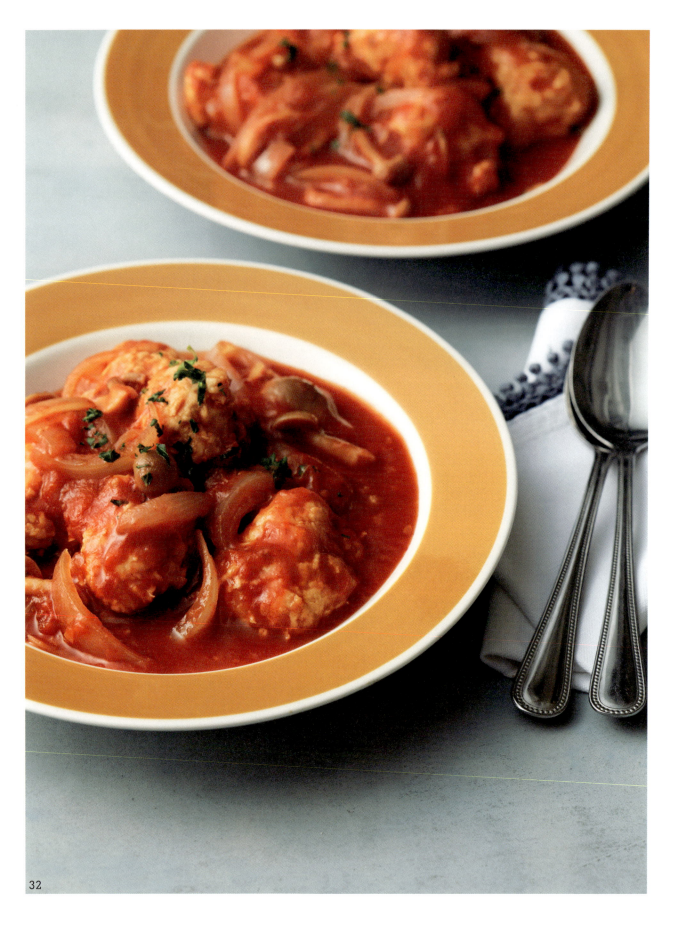

とりひき肉で

玉ねぎの甘みでおいしさアップ
チキンミートボールのトマト煮

調理時間 15分

材料（2人分）

肉だね
- とりひき肉…200g
- 玉ねぎのみじん切り…½個分
- 片栗粉…大さじ2
- 塩、こしょう…各少々
- おろしにんにく…小さじ1

- 玉ねぎ…½個
- しめじ…½袋
- ホールトマト缶…1缶
- **A**
  - トマトケチャップ、中濃ソース…各大さじ2
  - コンソメ（顆粒）、しょうゆ…各小さじ1
- 塩、こしょう…各少々
- パセリのみじん切り…適量

作り方

1. 玉ねぎ½個は薄切りにする。しめじはほぐす。

2. ポリ袋に肉だねの材料を入れ（Ⅰ）、よくもむ。

3. 深めのフライパンにトマト缶、**A**を入れてトマトを潰す（Ⅱ）。玉ねぎ、しめじを加えて（Ⅲ）火にかけ、煮立ったら肉だねをスプーン2本で丸めて落とし（Ⅳ）、約10分煮る。塩、こしょうで味をととのえる。

4. 器に盛り、パセリをふる。

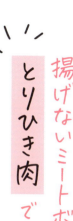

揚げないミートボールをとりひき肉で作ってカロリーダウン

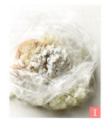
ポリ袋に肉だねの材料を入れてよくもみ込みます。玉ねぎが½個分入って、ボリュームあるミートボールに。

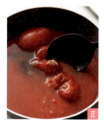
トマト缶はフライパンに入れて、潰してから他の食材を入れます。

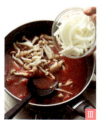
しめじはほぐして加えます。しめじ、玉ねぎたっぷりのトマト煮に♪

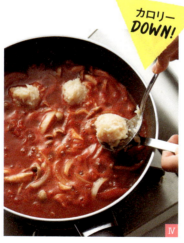
カロリー DOWN!

ミートボールを揚げたり焼いたりせず、そのまま煮ることでカロリーダウンに。この材料なら、揚げなくても誰にでもおいしくミートボールが作れますよ！

277 kcal

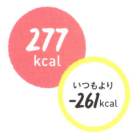
いつもより -261 kcal

ひき肉より **豆腐多め** で
カロリーを抑える

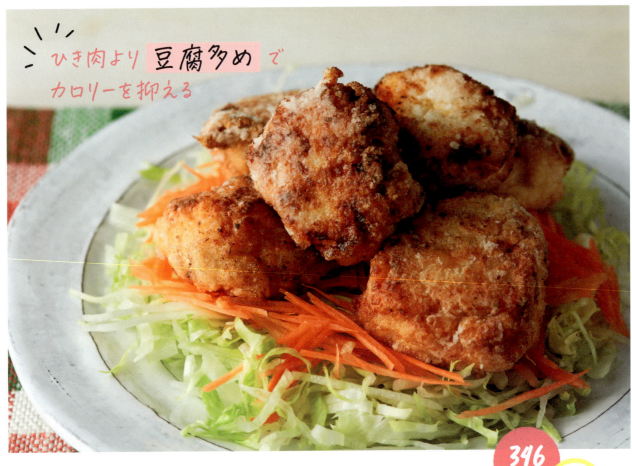

346 kcal

いつもより **-317kcal**

調理時間 10分

外はサクッ、中はふわふわ！
ふわふわから揚げ

材料（2人分）

とりひき肉…100g
絹ごし豆腐…½丁（150g）
A みりん、しょうゆ
　　…各大さじ1
　　おろししょうが…1かけ分
　　おろしにんにく…1片分
レタス…3枚
にんじん…小1本
片栗粉…大さじ4
サラダ油…大さじ5

作り方

1. レタス、にんじんはせん切りにする。

2. 豆腐はペーパータオル3枚で包み、耐熱皿にのせ、ラップはかけずに電子レンジで1分30秒加熱する。新しいペーパータオル2枚で包み直し、皿や水を入れたボウルなどで重しをし、約10分、水きりをする。

3. ボウルにひき肉、2、**A**を入れて（I）混ぜる。バットやポリ袋に入れた片栗粉に⅙量ずつスプーン2本で落とし、まぶす。

4. フライパンに油を熱し、中弱火で3分、揚げ焼きにする。上下を返して2分、側面も立てて揚げ焼きにし、こんがりしたら油をきる。

5. 器にレタス、にんじんを敷いて4を盛る。

カロリー DOWN!

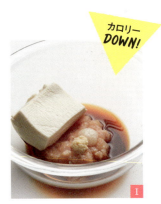

I

豆腐をしっかり水きりしてからひき肉と混ぜれば、水っぽくならず、ヘルシーでおいしいから揚げに♪

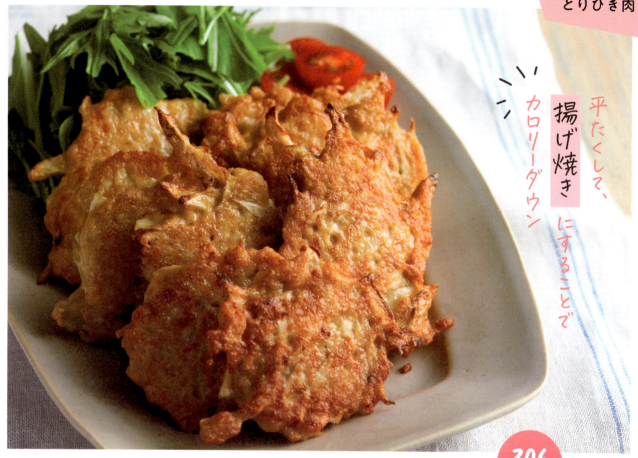

とりひき肉で

平たくして、揚げ焼きにすることでカロリーダウン

306 kcal

いつもより -229 kcal

ごぼうの食感と香りでおいしさアップ
げんこつチキンごぼう

 調理時間 10分

材料（2人分）

- とりひき肉…200g
- ごぼう…½本（約135g）
- **A**
  - 卵…1個
  - とりガラスープの素…小さじ1
  - おろししょうが…1かけ分
  - おろしにんにく…1片分
  - 片栗粉…大さじ2
  - 酒、しょうゆ…各大さじ1
- 水菜…½わ
- ミニトマト…4個
- サラダ油…大さじ5

作り方

1. ごぼうは横3等分に切り込みを入れて端から斜め薄切りにする。酢水にさらし、水けをきる。水菜はざく切りにする。ミニトマトは縦半分に切る。

2. ボウルにひき肉、ごぼう、**A**を入れて（I）混ぜる。

3. フライパンに油を熱し、**2**をスプーン2本で平たくして落とし、約2分30秒揚げ焼きにし、上下を返してさらに2分30秒揚げ焼きにする。

4. 器に盛り、水菜とトマトを添える。

カロリー DOWN!

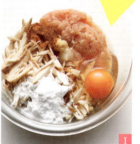

I

ひき肉の量を増やさなくても、ごぼうをたっぷり入れることで食べ応えバツグン！ カロリーを抑えつつ、腹持ちのいい一品になりますよ。

豚もも薄切り肉で

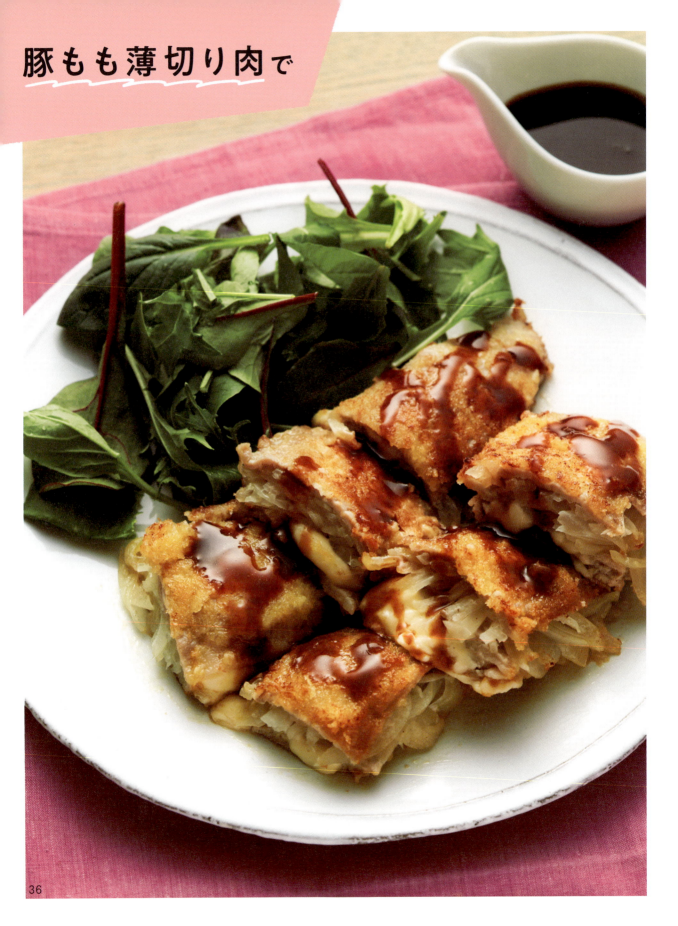

チーズがとろ〜り
揚げないミルフィーユカツ

調理時間 15分

> 材料（2人分）

豚もも薄切り肉…6枚（160g）
下味
　塩、こしょう…各少々
玉ねぎ…½個
スライスチーズ…2枚
パン粉…大さじ4
A｜マヨネーズ…大さじ2
　｜おろしにんにく…小さじ1
オリーブ油…大さじ2
ベビーリーフ…適量
中濃ソース…適量

> 作り方

1. 玉ねぎは薄切りにし、耐熱皿にのせて、ふんわりとラップをかけ、1分30秒加熱する。パン粉はポリ袋に入れてめん棒でたたき、細かくする（Ⅳ）。チーズは半分に切る。豚肉は下味をつける。

2. 豚肉、玉ねぎ、豚肉、チーズ（Ⅰ）、豚肉の順に重ね、Aを塗る（Ⅱ）。パン粉¼量をつける（Ⅲ）。上下を返し、Aを塗り、パン粉を同量つける。同様にもう1組作る。

3. フライパンに油を熱し、**2**を弱火で3分30秒焼き、上下を返してさらに3分30秒焼く。

4. 食べやすい大きさに切り、器に盛り、ベビーリーフを添える。ソースをかける。

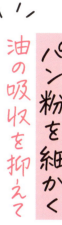
パン粉を細かくして油の吸収を抑えて

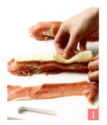
半分に切ったチーズをさらに手で半分に折ってからのせると、肉からはみ出ません。

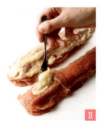
マヨネーズとおろしにんにくを混ぜたソースを塗ると、パン粉がつきやすくなりますよ。

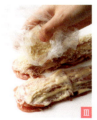
細かく砕いたパン粉をふりかけます。ポリ袋から直接ふれば、手を汚さず、まんべんなくふれます！

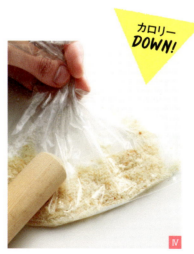
カロリー DOWN!
ポリ袋にパン粉を入れてめん棒でたたき、細かくします。油の吸収が抑えられるので、カロリーダウンに！

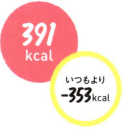
391 kcal
いつもより **-353** kcal

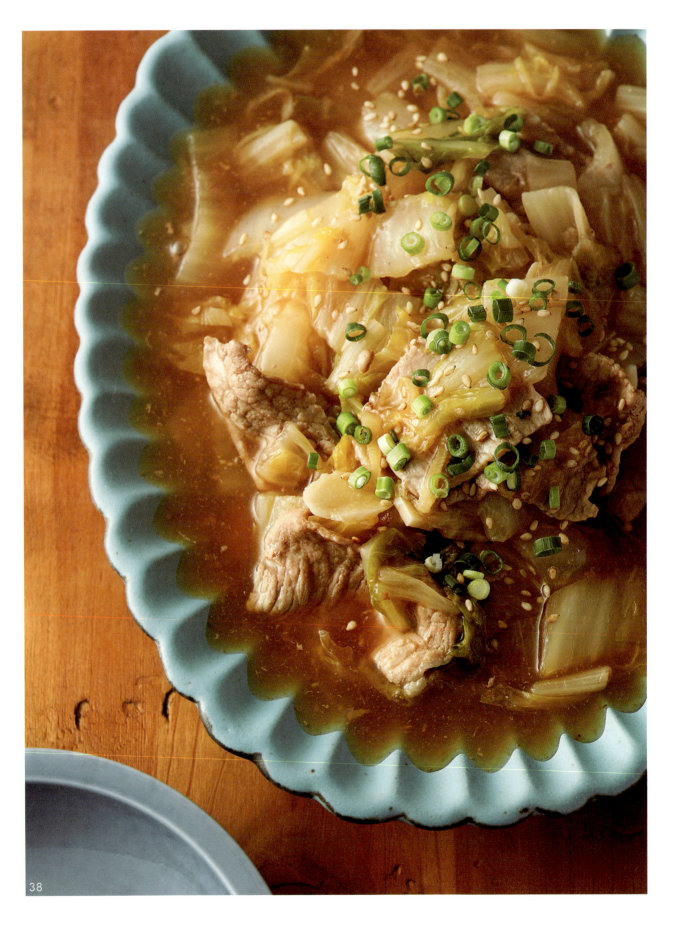

豚もも薄切り肉で

白菜¼個がペロリと食べられる！
白菜と豚肉のうま煮

調理時間 15分

材料（2人分）

豚もも薄切り肉…100g
白菜…¼個
A
　しょうがのせん切り…1かけ分
　にんにくの薄切り…1片分
　水…½カップ
　砂糖、とりガラスープの素
　　…各小さじ1
　しょうゆ…大さじ1

水溶き片栗粉
　片栗粉、水…各小さじ2
小ねぎの小口切り…適量
白いりごま…適量

作り方

1 白菜はざく切りにする（Ⅰ）。豚肉は4cm長さに切る。

2 フライパンに白菜の芯を並べ入れ、豚肉を重ね、残りの白菜も重ね（Ⅱ）、**A**を加えて火にかける。ふたをして約10分煮る（Ⅲ）。水溶き片栗粉を混ぜて加え、とろみをつける（Ⅳ）。

3 器に盛り、小ねぎ、ごまを散らす。

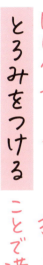

肉は少量、カロリー控えめでも **とろみをつける** ことで満足感UP！

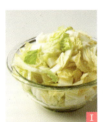

白菜は2人で¼個を使うので、とにかく野菜たっぷり！ 健康的な一品に♪

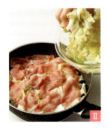

フライパンに白菜の芯を入れ、豚肉、残りの白菜の順に加えると、均一に火が通ります。

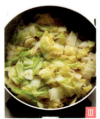

ふたをして火にかけると、野菜のかさが減り、食べやすくなりますよ。

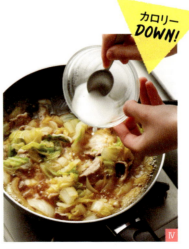

カロリーDOWN！

水溶き片栗粉は加える直前に混ぜてから入れると、うまくとろみがつきます。とろみがあることで食べ応えがアップし、少ない肉でも大満足♪

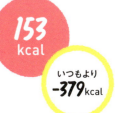

153 kcal

いつもより -379 kcal

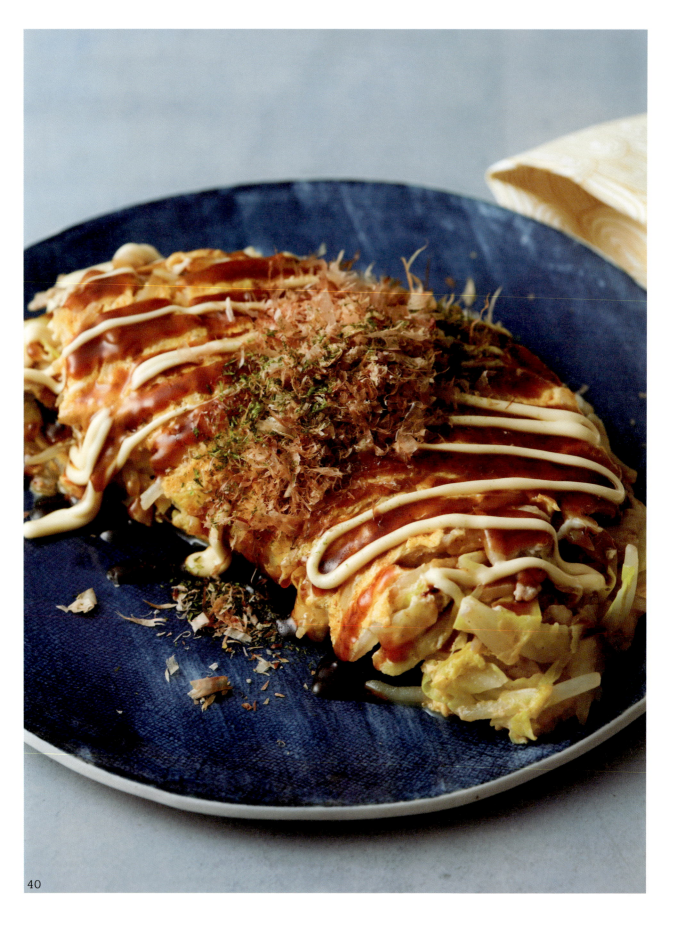

豚もも薄切り肉で

もやし1袋で野菜たっぷり
満腹とん平焼き

調理時間
10分

材料（2人分）

豚もも薄切り肉…80g
キャベツ…3枚
もやし…1袋（200g）
サラダ油…小さじ1
塩、こしょう…各少々
卵…1個
ピザ用チーズ…20g
お好み焼きソース…適量
マヨネーズ…適量
かつお節、青のり…各適量

作り方

1. キャベツは細切りにする。もやしは目立つひげ根をとる。豚肉は2cm幅に切る（Ⅰ）。

2. フライパンに油を熱し、豚肉を炒める。肉の色が変わったらキャベツ、もやしを加えて（Ⅳ）約2分炒める。塩、こしょうをふり、卵を溶いてから回し入れる（Ⅱ）。ざっくり混ぜ、チーズをのせてふちが固まってきたら半分に折る（Ⅲ）。

3. 器に盛り、お好み焼きソース、マヨネーズをかけ、かつお節と青のりをふる。

脂が多い豚バラではなく、野菜たっぷりヘルシーとん平焼き

豚もも　で

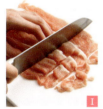
Ⅰ 豚もも薄切り肉は卵とのなじみをよくするために2cm幅に切ります。

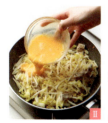
Ⅱ 卵はしっかり溶いてから、全体にまんべんなく行き渡るように回し入れます。

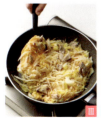
Ⅲ 卵のふちが固まってきたら折ります。タイミングが早いと形が崩れてしまうので注意。

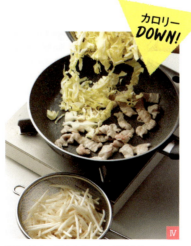
カロリー DOWN!
Ⅳ 脂身が少ない豚もも肉でも、野菜をたっぷりにすることで、満足感UP。食物繊維もたっぷりですよ。

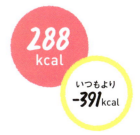
288 kcal
いつもより －391 kcal

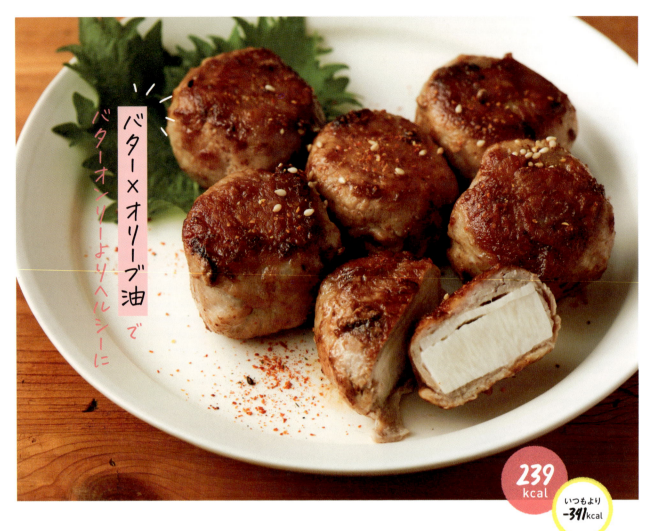

バター×オリーブ油で バターオンリーよりヘルシーに

239 kcal

いつもより -341kcal

調理時間 10分

ポン酢風味で爽やかテイスト
肉巻き長いものバタポンソテー

材料（2人分）

豚もも薄切り肉…6枚（約160g）
長いも…12cm（約150g）
塩、こしょう…各少々
小麦粉…大さじ1
バター…10g
オリーブ油…小さじ1
ポン酢じょうゆ…大さじ1
大葉…2枚
白いりごま…適量
七味とうがらし…適量

作り方

1 長いもは6等分に切る。豚肉は広げて塩、こしょうをふる。

2 豚肉1枚に長いも1切れをのせて、全体に巻く。同様に計6個作り、小麦粉をまぶす。

3 フライパンにバター、油を熱し、2の巻き終わりを下にして入れ（I）、約3分焼く。上下を返してさらに焼く。フライパンのふちに立てかけて側面も焼き、全体がこんがりするまで焼く。ポン酢じょうゆを回し入れ、全体になじませる。

4 器に盛り、大葉を添えて七味とごまをふる。

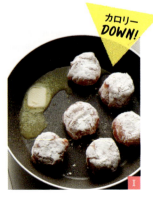

カロリー DOWN!

飽和脂肪酸が多いバターは、半分をオリーブ油にします。くどくないバター風味になるうえ、ヘルシーです♪

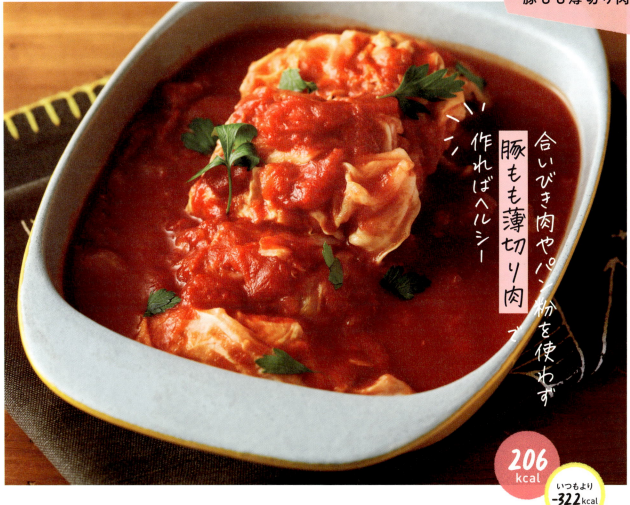

豚もも薄切り肉で

合いびき肉やパン粉を使わず **豚もも薄切り肉** で作ればヘルシー

206 kcal

いつもより **−322** kcal

電子レンジで手早くおいしく！
薄切り肉のロールキャベツ

調理時間 15分

材料（2人分）

豚もも薄切り肉…150g
下味
　塩、こしょう…各少々
キャベツ…大3枚
A ┃ カットトマト缶…1缶
　　┃ トマトケチャップ
　　┃ 　…大さじ2
　　┃ 中濃ソース…大さじ1
　　┃ 砂糖…小さじ1
　　┃ コンソメ（顆粒）
　　┃ 　…小さじ½
塩、こしょう…各少々
イタリアンパセリ…適量

作り方

1. キャベツは耐熱皿にのせ、ふんわりとラップをかけ、電子レンジで約2分加熱する。芯は薄切りに、葉は半分に切る。豚肉は下味をつける。

2. キャベツの葉を広げ、豚肉を広げて重ね、芯をのせて巻く（Ⅰ）。

3. 耐熱容器に **2** をつめ、**A** を入れて電子レンジで約8分加熱する。塩、こしょうで味をととのえる。

4. 器に盛り、パセリを手でちぎってのせる。

カロリー DOWN!

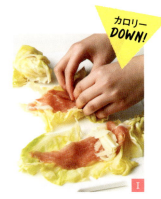

Ⅰ
脂身が少ない、豚もも薄切り肉を巻くとヘルシーなロールキャベツになります。電子レンジで作ると、脂身が少ない肉でも短時間で柔らかく仕上がりますよ♪

豚ヒレ肉で

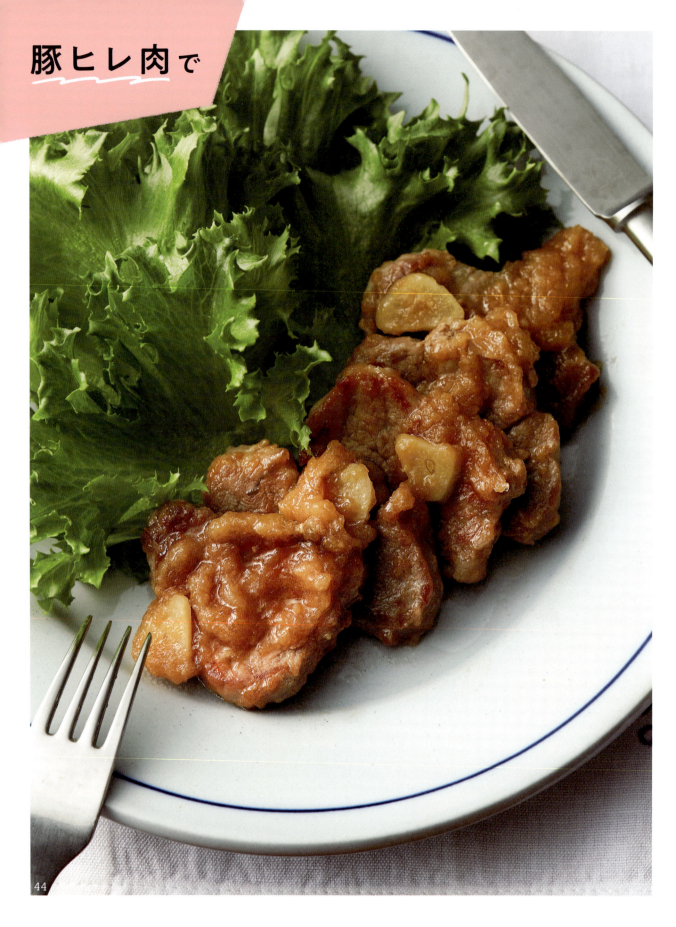

箸で切れるほど柔らかいお肉に変身
豚ヒレステーキ オニオンガーリックソース

調理時間 10分

材料（2人分）

- 豚ヒレブロック…200g
- **漬けだれ**
  - おろし玉ねぎ…½個分
  - おろしにんにく…1片分
  - 砂糖、しょうゆ、酒…各大さじ1
  - 塩、こしょう…各少々
- サラダ油…小さじ2
- にんにくの薄切り…1片分
- フリルレタス…適量

作り方

1. 豚肉は1cm厚さに切る（Ⅰ）。ポリ袋に豚肉と漬けだれの材料を入れてよくもみ込み（Ⅳ）、約30分おく。
2. フライパンで油、にんにくを熱し、薄く色づいてきたら、端に寄せる。
3. 漬けだれをきった肉を加えて約3分焼き、上下を返して（Ⅱ）2分焼いてにんにくとともに取り出す。
4. フライパンの油を拭き、漬けだれを入れて煮詰める（Ⅲ）。
5. 器に**3**を盛り、**4**をかける。フリルレタスを添える。

脂身が少ないヒレ肉に下味をつけてヘルシーでジューシーなステーキに

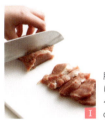
Ⅰ 豚肉は厚すぎると食べにくく、薄すぎると食べ応えがないので、1cm幅ぐらいがベスト。

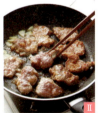
Ⅱ 肉に焼き色がついたら上下を返し、全体にこんがり焼き色をつけます。香ばしくなり、おいしさアップ！

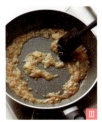
Ⅲ 漬けだれを煮詰めるときは、焦げないように常に混ぜながら煮詰めます。旨みが凝縮したソースになりますよ♪

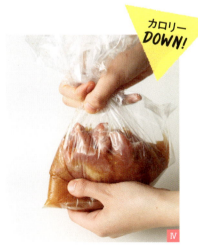
カロリー DOWN!
Ⅳ ヒレ肉は、ただ焼いただけだとパサつくので、漬けだれをしっかりもみ込みます。脂身が少ない肉でもジューシーな仕上がりに♪

205 kcal
いつもより **-595 kcal**

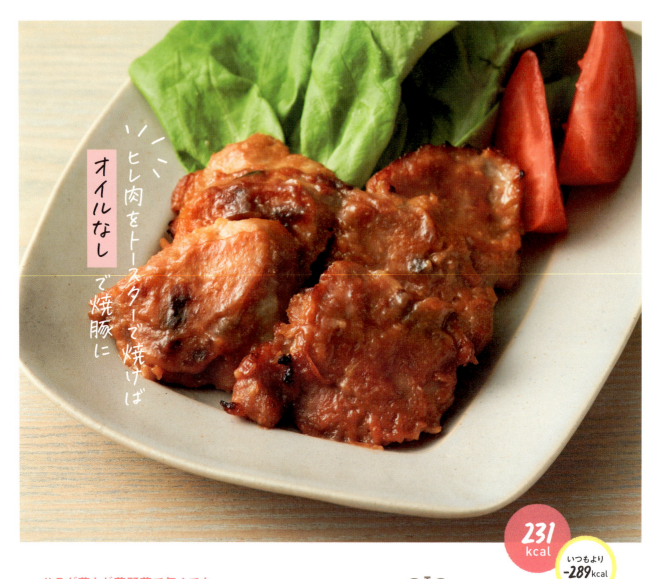

ヒレ肉をトースターで焼けば オイルなし で焼豚に

231 kcal

いつもより -289 kcal

サラダ菜など葉野菜で包んでも
ヒレ肉のみそ焼豚

調理時間 18分

材料（2人分）

豚ヒレブロック…200g
漬けだれ
　砂糖、みりん、酒…各大さじ1
　みそ…大さじ2
　おろしにんにく、おろししょうが、
　　ごま油…各小さじ1
トマト…1/4個
サラダ菜…適量

作り方

1. トマトはくし形に切る。豚肉はそぎ切りにし、まんべんなくフォークを刺す。ポリ袋に豚肉と漬けだれを入れてよくもみ込み、30分おく。

2. くしゃっとしてシワをつけたアルミホイルをオーブントースターのトレイに敷き、肉を漬けだれごと広げ（I）、トースターで約13分焼く。

3. 器に盛り、サラダ菜とトマトを添える。

カロリー DOWN!

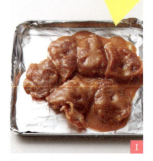

漬けだれごとトースターに入れて焼くと、肉に脂身が少なくてもしっとりした焼豚に仕上がります。

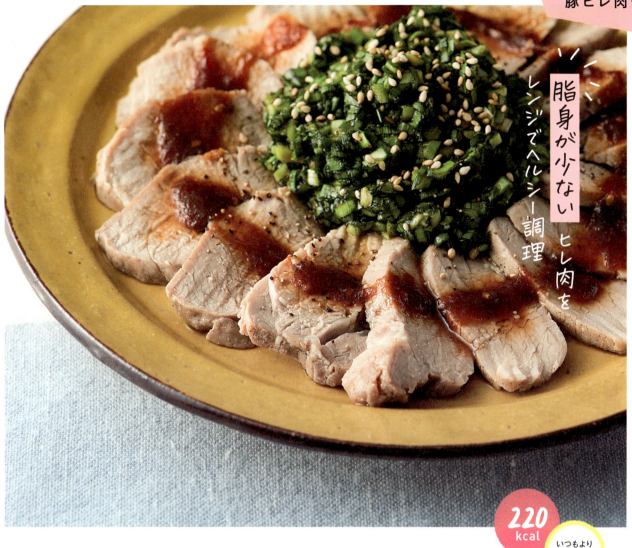

豚ヒレ肉で

脂身が少ないヒレ肉をレンジでヘルシー調理

220 kcal

いつもより **−265** kcal

にらだれと混ぜながら食べて
蒸し豚のにらまみれ

調理時間 18分

材料（2人分）

豚ヒレブロック…200g
下味
 ┃酒…大さじ1
 ┃砂糖、しょうゆ、おろしにんにく
 ┃　…各小さじ1
にらだれ
 ┃にらのみじん切り…1袋分
 ┃焼肉のたれ…大さじ3
 ┃砂糖…小さじ1
白いりごま、粗びき黒こしょう
　…各少々

作り方

1. 豚肉はまんべんなく、フォークで刺す。ポリ袋に豚肉と下味の材料を入れてよくもみ込み、10分おく。

2. 耐熱皿に肉を移し、ふんわりとラップをかけ、電子レンジで約2分加熱する。上下を返し（Ⅰ）、さらに2分加熱する。そのまま10分おき、余熱で火を通す。

3. 2を5mm幅に切って器に盛る。にらだれを混ぜてのせる。ごまと黒こしょうをふる。

カロリー DOWN!

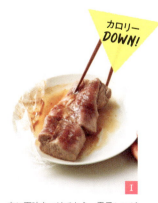

Ⅰ
肉に下味をつけてから、電子レンジで加熱。一度に火を通さず、途中、上下を返して再加熱し、余熱で火を通すとしっとりふっくら仕上がります。

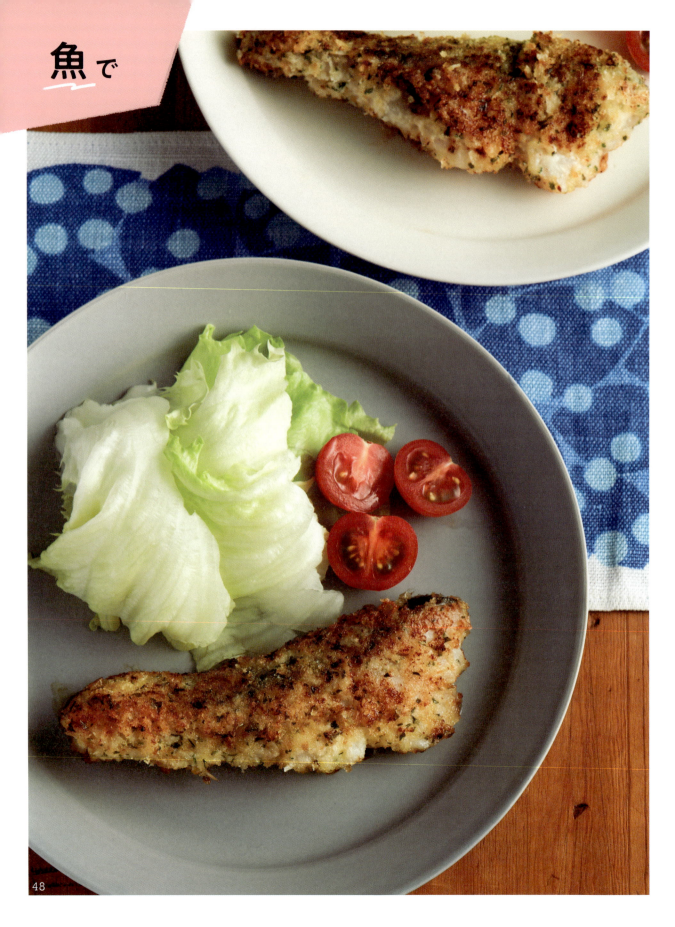

魚で

にんにくマヨが淡白な魚にマッチ
たらのハーブパン粉焼き

調理時間 10分

材料（2人分）

- たらの切り身…2切れ
- 酒…小さじ1
- A マヨネーズ…大さじ1
  おろしにんにく…小さじ1
- B パン粉…½カップ
  コンソメ（顆粒）、乾燥パセリ…各小さじ1
- レタス…2枚
- ミニトマト…3個
- オリーブ油…大さじ1

作り方

1. ミニトマトは縦半分に切る。ポリ袋にBのパン粉を入れ、めん棒でたたいて細かくする。

2. たらは酒をふり、水けを拭きとる（Ⅰ）。Aを混ぜて塗り（Ⅳ）、Bをまぶす（Ⅱ）。

3. フライパンに油を熱し、約2分焼き（Ⅲ）、上下を返して約1分30秒焼く。

4. 器に盛り、レタスを手でちぎって添え、ミニトマトも添える。

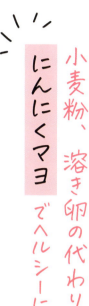

小麦粉、溶き卵の代わりに **にんにくマヨ** でヘルシーに

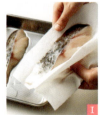

Ⅰ たらに酒をふり、素材の旨みを引き出します。余分な水けはペーパータオルで拭いて。

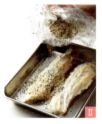

Ⅱ パン粉、コンソメ、パセリを混ぜたころもをまんべんなくふります。味も香りもころもで一発！

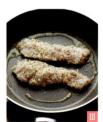

Ⅲ 揚げ焼きにするよりヘルシーに、油大さじ1で焼き上げます。

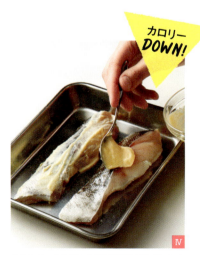

カロリー DOWN!

Ⅳ ころもをつける際に小麦粉や卵は使わず、にんにくマヨを塗って、パン粉をつけます。味もついてカロリーダウンに♪

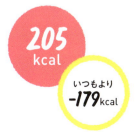

205 kcal

いつもより **−179** kcal

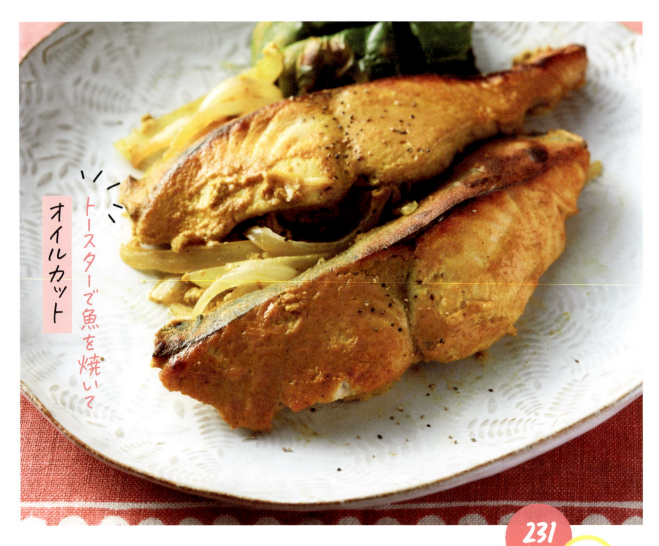

オイルカット トースターで魚を焼いて

231 kcal

いつもより −120 kcal

調理時間 18分

カレー粉とヨーグルトで即席タンドリー風
タンドリーさわら

材料（2人分）

さわらの切り身…2切れ
A 粉チーズ、しょうゆ、酒
　　…各大さじ1
　　プレーンヨーグルト…大さじ5
　　カレー粉…小さじ2
　　おろししょうが、おろしにんにく
　　　…各小さじ1
玉ねぎ…½個
ピーマン…2個

作り方

1. 玉ねぎは薄切りに、ピーマンは一口大に切る。

2. ポリ袋にさわらの切り身と**A**を入れてもみ込み、15〜30分漬け込む。

3. くしゃっとしてシワをつけたアルミホイルをオーブントースターのトレイに敷く。玉ねぎを広げ、さわらをのせ、まわりにピーマンを散らし（Ⅰ）、トースターで焼く。途中でピーマンは取り出し、約15分焼く。

カロリー DOWN!

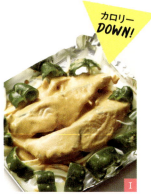

Ⅰ

魚に漬けだれをつけたままトースターで焼くと、油を使わなくてもしっとり焼きあがりますよ♪

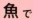

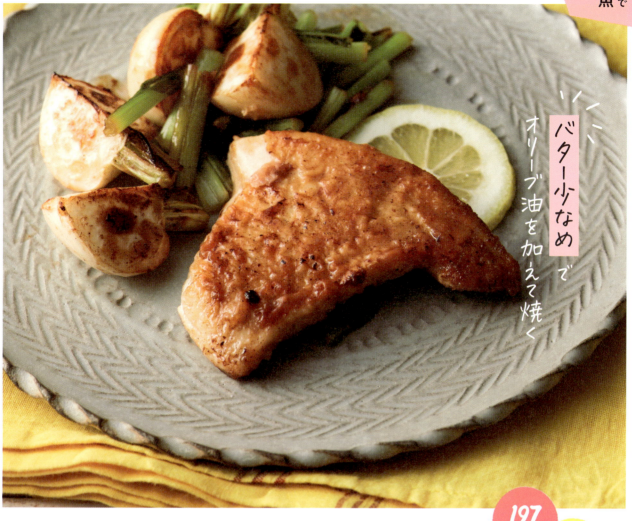

バター少なめでオリーブ油を加えて焼く

197 kcal

いつもより -69 kcal

こってり×さっぱり！
かじきの レモンバターソテー

調理時間 10分

材料（2人分）

かじきの切り身…2切れ
塩、こしょう…各少々
小麦粉…大さじ1
バター…10g
オリーブ油…小さじ1
かぶ…2個
A ┃ レモン汁…大さじ1
　　┃ しょうゆ…小さじ1
　　┃ 塩、こしょう…各少々
レモンの輪切り…適量

作り方

1 かぶは四つ割りにし、葉は3cm幅に切る。かじきに塩、こしょうをふり、小麦粉を全体にまぶす。

2 フライパンにバターとオリーブ油を熱し、かじきを約5分焼く（Ⅰ）。上下を返して端に寄せ、かぶを加えて約3分焼く。かぶの葉を加えてさっと炒め、**A**を回しかける。

3 かじきを器に盛り、かぶとレモンを添える。

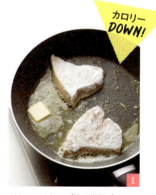

カロリー DOWN!

バターとオリーブ油を半分ずつで、バターの風味を残しつつヘルシーに♪

魚で

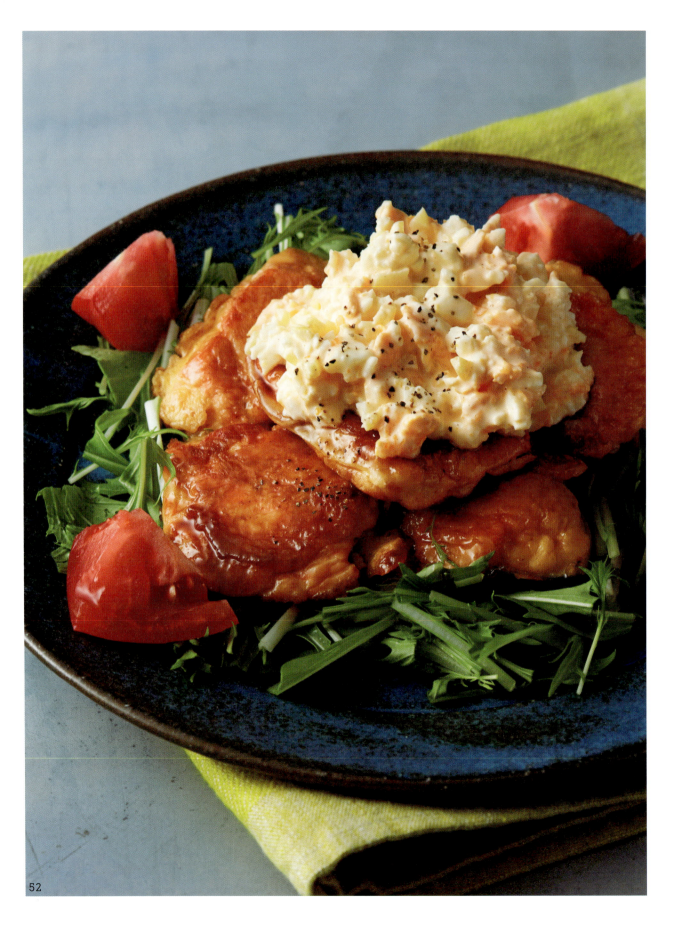

魚で

調理時間
15分

ふっくら鮭にタルタルソースたっぷり！
揚げない鮭南蛮

とりもも肉ではなく、鮭で作る南蛮はヘルシー

材料（2人分）

生鮭の切り身…2切れ
下味
| 酒…小さじ2
| 塩、こしょう…各少々
A | 溶き卵…1個分
　　| 小麦粉…大さじ2
　　| マヨネーズ…大さじ1
サラダ油…大さじ2
卵…2個
たくあんの粗みじん切り…20g
B | マヨネーズ…大さじ2
　　| 砂糖…ひとつまみ
　　| 塩、こしょう…各少々
C | 砂糖、しょうゆ、酢…各大さじ1
水菜…適量
トマト…½個

作り方

1 水菜はざく切りにする。トマトはくし形切りにし、さらに半分に切る。鮭は4等分に切り、下味をつける（Ⅰ）。ポリ袋に**A**を入れてもみ混ぜ、鮭を入れて（Ⅳ）、全体に絡める。

2 耐熱ボウルに卵を割り入れて黄身をつぶし、ふんわりとラップをかけ、電子レンジで1分～1分30秒加熱する。たくあんを加えて（Ⅱ）混ぜる。粗熱がとれたら**B**を加えて混ぜる。完成したタルタルソースを冷やしておく。

3 フライパンに油を熱し、鮭を約4分焼き、上下を返して約3分焼く。油を拭いて**C**を加え、煮絡める（Ⅲ）。

4 器に水菜を敷き、**3**を盛り、**2**のタルタルソースをかける。トマトを飾る。

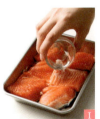
Ⅰ 鮭に下味をつけることで臭みを消して魚本来の旨みも引き出します。

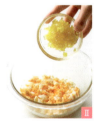
Ⅱ 卵を電子レンジで加熱し、即席タルタルソースに。たくあんがいいアクセントに♪

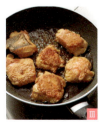
Ⅲ 鮭を揚げ焼きにしてから、たれを絡めます。

カロリー DOWN!

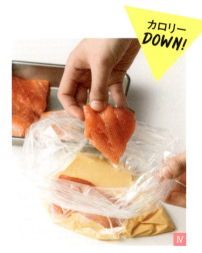
Ⅳ 脂質が多いとりもも肉ではなく、鮭で作る南蛮。揚げ焼きでヘルシーに仕上げます。

473 kcal

いつもより **-270** kcal

53

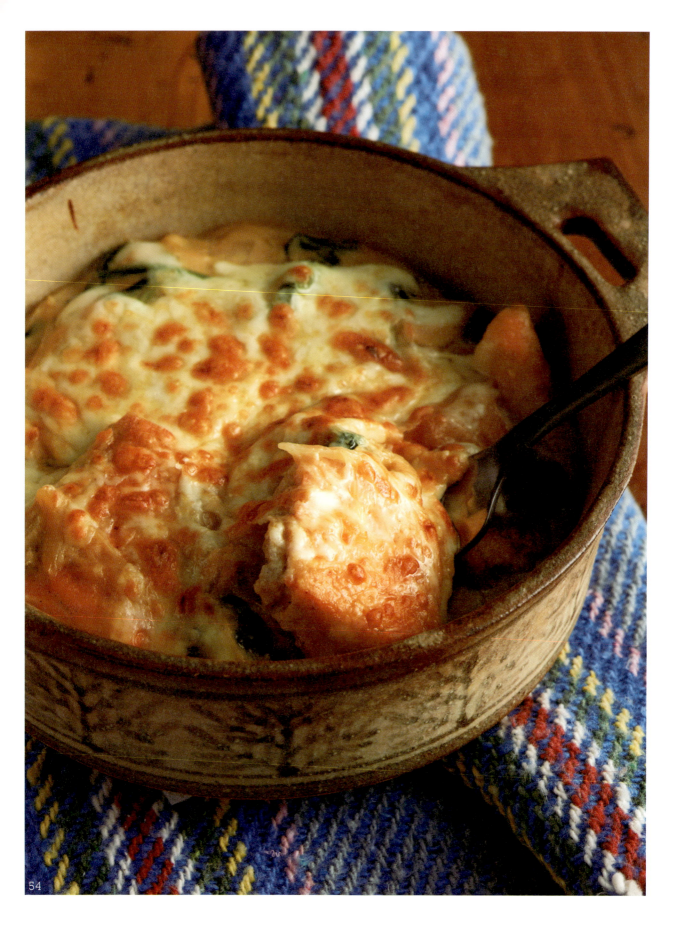

魚で

みその香りがふんわり
鮭とほうれん草の豆乳グラタン

調理時間 18分

材料（2人分）

- 生鮭の切り身…2切れ
- **下味**
    - 酒…小さじ2
    - 塩、こしょう…各少々
- 小麦粉…大さじ1
- 玉ねぎ…½個
- ほうれん草…½わ
- オリーブ油…大さじ1
- 豆乳（無調整）…1カップ
- みそ…大さじ2
- ピザ用チーズ…20g

作り方

1. 玉ねぎは薄切りにする。ほうれん草は3cm幅に切る。鮭は4等分に切り、下味をつけ、小麦粉をふる。

2. フライパンに油を熱し、鮭を並べ入れて約2分焼き、上下を返し（Ⅰ）さらに約3分焼く。玉ねぎ、ほうれん草を加えて炒める（Ⅱ）。ほうれん草がしんなりしたら、豆乳とみそを加えて（Ⅳ）約4分、とろっとするまで煮込む。

3. 耐熱皿に**2**を移し入れ、チーズをかけ（Ⅲ）、オーブントースターで約5分焼く。

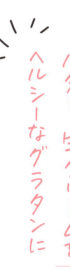

バター、生クリームを使わずヘルシーなグラタンに

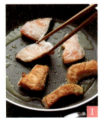

鮭はオリーブ油で焼いて、こんがり焼き色をつけ、香ばしさをプラス♪

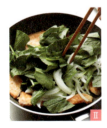

ほうれん草と玉ねぎは炒めるとかさが減るので、たっぷり加えてOK！

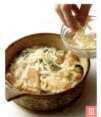

手作りホワイトソースはコクがあるので、チーズは少量でも大満足の味わいになりますよ。

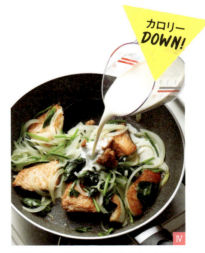

カロリーDOWN!

市販のクリーム缶やバター、生クリームは使わず、豆乳ベースで作ることでカロリーダウン！

319 kcal

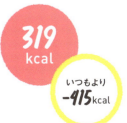

いつもより －415 kcal

シーフードミックスで

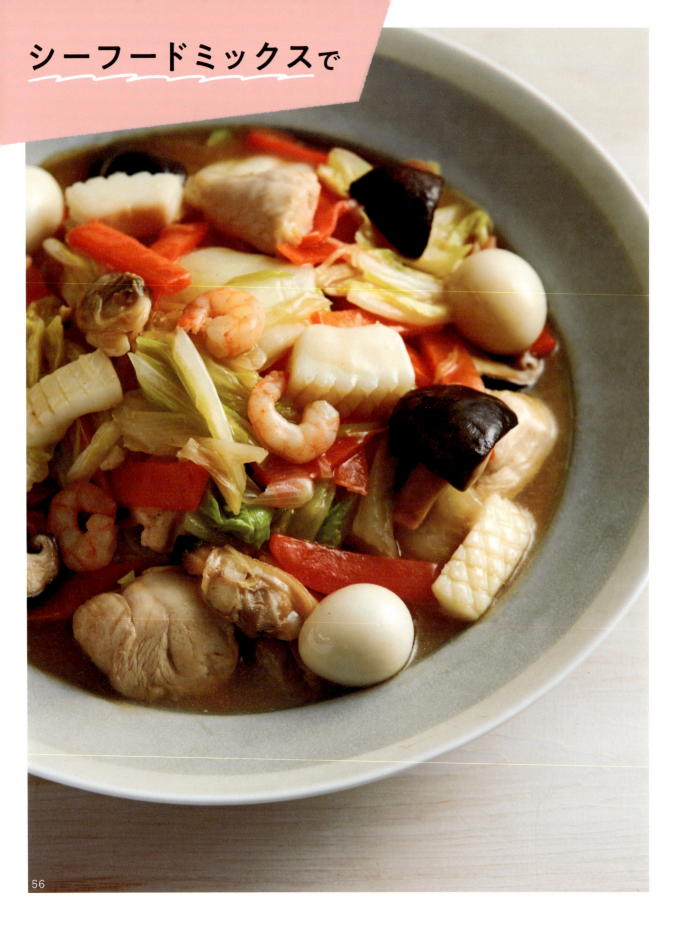

にんにく、しょうがで本格中華
シーフードミックスの
かんたん八宝菜風

調理時間
15分

材料（2人分）

シーフードミックス…100g
うずらの卵（水煮）…4個
とりささみ…1本
下味
　酒…小さじ1
　塩、こしょう…各少々
白菜…3枚（250g）
にんじん…1/2本
しいたけ…2枚
サラダ油…大さじ1
A 長ねぎの斜め薄切り…10cm分
　　にんにくの薄切り…1片分
　　しょうがのせん切り…1かけ分

B 水…1/2カップ
　　砂糖、
　　　とりガラスープの素、
　　　オイスターソース、
　　　ごま油…各小さじ1
　　塩、こしょう…各少々
水溶き片栗粉
　片栗粉、水…各小さじ2

作り方

1 白菜は芯と葉に分け、芯は一口大のそぎ切りに、葉はざく切りにする。にんじんは拍子木切りに、しいたけは四つ切りにする。ささみは筋をとり、一口大に切って下味をつける。シーフードミックスは流水で解凍する（Ⅰ）。

2 フライパンに油と**A**を入れて熱し、にんじんを約1分炒める。白菜の芯、しいたけ、ささみを加えてさらに約5分炒め、シーフードミックスを加えて（Ⅱ）炒め合わせる。

3 **B**を混ぜて加え（Ⅳ）、煮立てる（Ⅲ）。火を弱め、白菜の葉、うずらの卵を加えさっと煮て、水溶き片栗粉でとろみをつける。

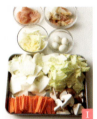
食材の大きさはなるべく揃えて、火の通りにムラが出ないようにします。

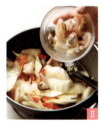
シーフードミックスは流水で解凍してから炒めます。

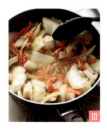
水や調味料を混ぜて加えたら、一度煮立てて火を弱め、とろみをつけます。

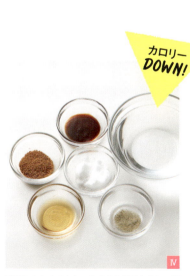
カロリーDOWN!
油通ししなくてもおいしく仕上がるように、調味料の配合をひと工夫。レシピ通りに作れば、カロリー控えめの八宝菜風になります♪

油通しせずにカロリー控えめ 八宝菜を作るので

231 kcal
いつもより **-124 kcal**

小麦粉の代わりに **長いも** をたっぷりと

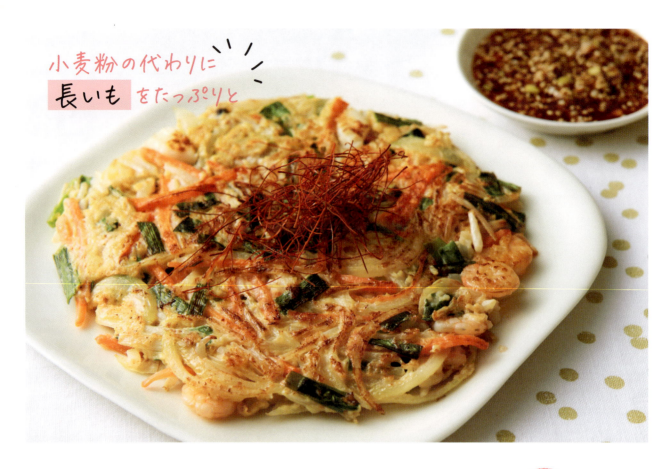

長ねぎたっぷりだれで！
野菜たっぷり海鮮チヂミ

調理時間 15分

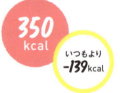
350 kcal
いつもより -139 kcal

材料（2人分）

シーフードミックス… 100g
もやし… 1袋（200g）
にら… 1/2袋
にんじん… 1/2本
玉ねぎ… 1/2個

生地
　長いものすりおろし… 100g
　小麦粉… 大さじ3
　卵… 1個
　かつお節… 小1袋
　とりガラスープの素… 小さじ1
ごま油… 大さじ2

たれ
　長ねぎのみじん切り… 10cm分
　砂糖、白いりごま… 各大さじ1
　ポン酢じょうゆ… 大さじ3
　コチュジャン、ごま油… 各小さじ1

作り方

1 もやしは目立つひげ根をとる。にらは3cm長さに切り、にんじんは細切りにする。玉ねぎは薄切りにする。シーフードミックスは流水で解凍する。

2 ボウルに生地の材料を入れ（I）、もやしを手で握りながら折って加え、にら、にんじん、玉ねぎ、シーフードミックスも加えて混ぜる。

3 フライパンに油大さじ1を熱し、2の半量を流し入れて広げ、約5分焼き、上下を返してさらに約3分焼く。残りの生地も同様に焼く。

4 器に盛り、好みで糸とうがらしをのせても。たれの材料を混ぜて添える。

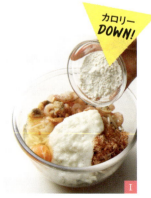

長いも100gを生地に混ぜると、小麦粉の量を減らせてカロリーダウンに♪

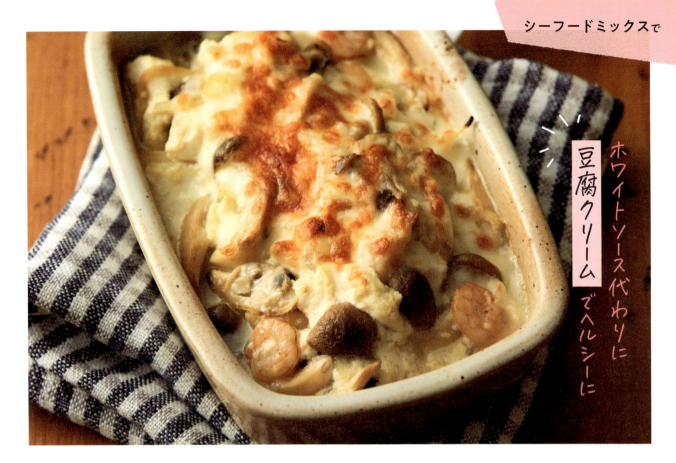

シーフードミックスで

ホワイトソース代わりに **豆腐クリーム** でヘルシーに

にんにく風味でご飯に合う
豆腐クリームの
シーフードグラタン

調理時間 15分

261 kcal いつもより **-213 kcal**

(材料（2人分）)

シーフードミックス…150g
絹ごし豆腐…1丁（300g）
玉ねぎ…1/2個
しめじ…1袋（100g）
オリーブ油…大さじ1
A ┃ 塩、こしょう…各少々
  ┃ コンソメ（顆粒）、おろしにんにく
  ┃   …各小さじ1
ピザ用チーズ…30g

(作り方)

1 玉ねぎは薄切りにし、しめじはほぐす。シーフードミックスは流水で解凍する。

2 フライパンに油を熱し、玉ねぎ、しめじ、シーフードミックスを炒める。玉ねぎがしんなりしてきたらAを加えて混ぜ、豆腐を加えて木ベラで潰しながら（I）、豆腐の水分をとばすように炒める。

3 耐熱皿に移し、チーズをのせ、オーブントースターで5～10分焼く。

カロリー **DOWN!**

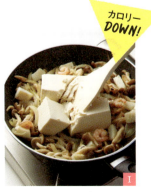

I
豆腐1丁を加えて食べ応え満点、カロリー控えめなグラタンに。

59

豆腐・厚揚げで

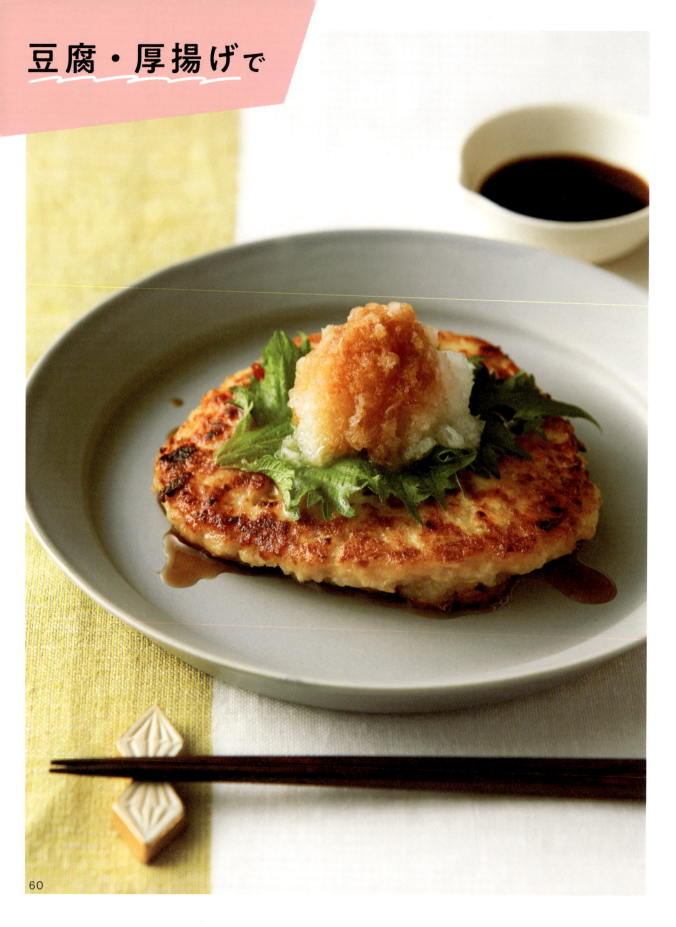

大根おろしでさっぱり！
豆腐ハンバーグ

調理時間 10分

材料（2人分）

ハンバーグだね
- 絹ごし豆腐…小1パック（約150g）
- とりひき肉…150g
- 玉ねぎのみじん切り…1/2個分
- 片栗粉…大さじ2
- とりガラスープの素、砂糖、おろししょうが…各小さじ1
- 塩、こしょう…各少々

- サラダ油…小さじ2
- 大根おろし…3cm分（約100g）
- 大葉…2枚
- ポン酢じょうゆ（またはだしじょうゆ）…適量

作り方

1. 豆腐はペーパータオル3枚で包み耐熱皿にのせ、電子レンジで約1分30秒加熱する。新しいペーパータオル2枚で包み直し、重しをのせ（Ⅰ）、約10分、水きりをする。

2. ポリ袋にハンバーグだねの材料を入れて（Ⅳ）、よくもむ（Ⅱ）。

3. フライパンに油を熱し、2を1/2量ずつ小判形に整えて入れ、約4分焼く。上下を返して（Ⅲ）約3分30秒焼く。

4. 器に盛り、大葉と大根おろしをのせ、ポン酢かだしじょうゆをかける。

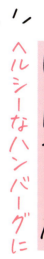

肉と同量の豆腐を混ぜてヘルシーなハンバーグに

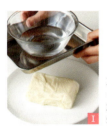

豆腐はペーパータオルに包んで電子レンジで加熱して、重しをのせ、短時間で水きりします。Ⅰ

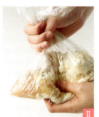

ハンバーグだねの材料はポリ袋に入れ、しっかりもんでまとめます。Ⅱ

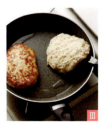

ハンバーグは焼き色がしっかりついてから上下を返すと、肉汁が出にくく、きれいに焼けます。Ⅲ

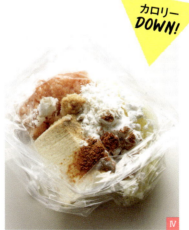

カロリー DOWN!

脂身が少ないとりひき肉と豆腐を混ぜて、カロリーを抑えつつボリュームたっぷりなハンバーグに♪ Ⅳ

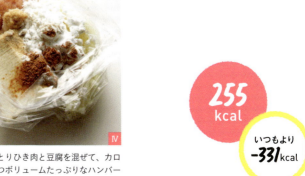

255 kcal

いつもより **-331 kcal**

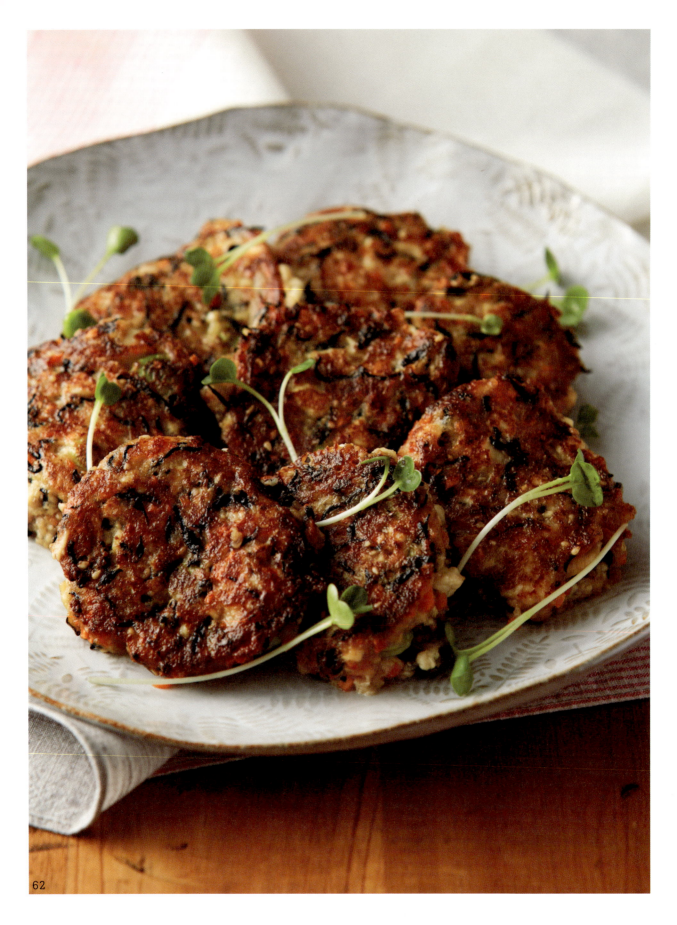

豆腐・厚揚げで

ふんわり具だくさん！
ひじきと枝豆の手作りがんも

調理時間 15分

材料（2人分）

- 絹ごし豆腐…1丁（300g）
- にんじん…1/2本
- **A**
  - 乾燥ひじき…10g
  - 冷凍枝豆…大さじ2（正味20g）
  - 片栗粉…大さじ3
  - 白いりごま、みそ、しょうゆ、みりん…各大さじ1
- サラダ油…大さじ4
- 貝割れ菜…適量

作り方

1. にんじんは粗みじん切りにする。

2. ボウルに豆腐、1、**A**（Ⅰ）を加え、豆腐を潰しながら混ぜる（Ⅱ）。

3. フライパンに油を熱し、**2**を1/8量ずつ、スプーン2本ですくって形を整えながら（Ⅲ）加えて、約3分30秒揚げ焼きにする。上下を返してさらに約3分揚げ焼きにする（Ⅳ）。

4. 器に盛り、貝割れ菜を飾る。

少ない油 で揚げ焼きし **ヘルシーながんもに**

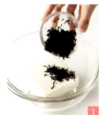
乾燥ひじきは水で戻さず、そのまま豆腐に混ぜてOK。 Ⅰ

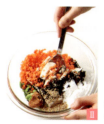
がんもの材料は、豆腐を潰しながら混ぜます。 Ⅱ

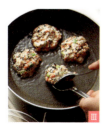
スプーンを2本使ってがんもを丸め、フライパンに落とすと手が汚れません。 Ⅲ

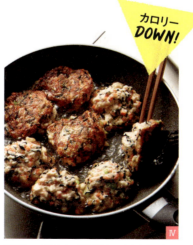
カロリーDOWN!
揚げるのではなく、揚げ焼きにするとカロリーダウンに。片面にこんがり焼き色がついたら上下を返して。 Ⅳ

379 kcal

いつもより **-167 kcal**

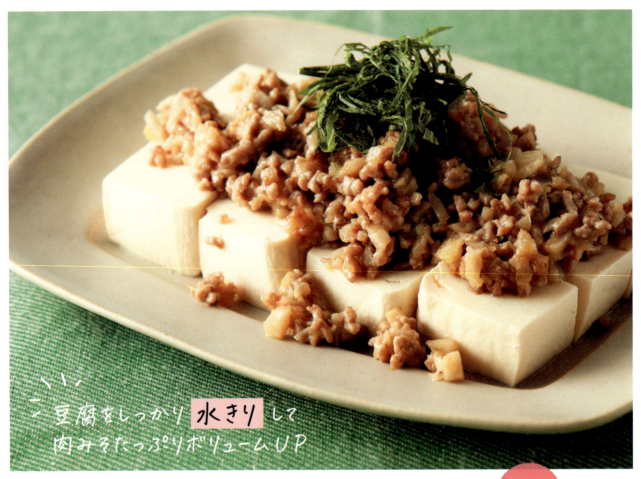

豆腐をしっかり 水きり して
肉みそたっぷりボリュームUP

ステーキのような食べ応え
豆腐の肉みそのっけ

調理時間 10分

266 kcal

いつもより **-390 kcal**

材料（2人分）

木綿豆腐…1丁（300g）
豚ひき肉…80g
れんこん…1/2節（約75g）
長ねぎ…10cm
ごま油…小さじ1
A | みそ、みりん…各大さじ1
　　 | とりガラスープの素…小さじ1/2
大葉のせん切り…2枚分

作り方

1 豆腐はペーパータオル3枚に包んで耐熱皿にのせ、電子レンジで約1分30秒加熱する。新しいペーパータオル2枚で包み直し、重しをのせ、約10分、水きりをする。

2 れんこんは細かい角切りに、長ねぎはみじん切りにする。1の豆腐を一口大に切る（Ⅰ）。

3 フライパンに油を熱し、ひき肉をほぐしながら炒め、ほぐれてきたられんこん、長ねぎを加えて約4分炒める。**A**を加えて炒め合わせる。

4 器に豆腐を盛り、3、大葉をのせる。

カロリー DOWN!

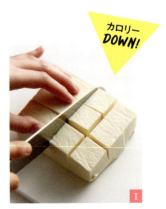

Ⅰ

しっかり水きりした豆腐は、食べ応えあり！ シャキシャキれんこんの肉みそで少ない肉でも大満足。

豆腐・厚揚げで

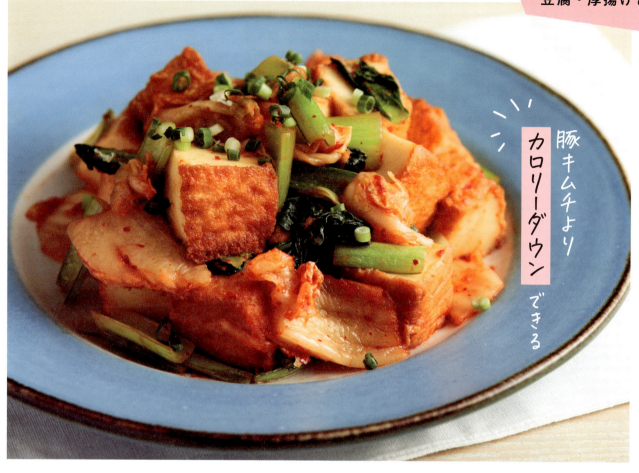

豚キムチより カロリーダウン できる

ボリューム感ある厚揚げで食べ応えバツグン！

厚揚げキムチ

調理時間 10分

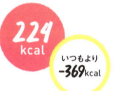

229 kcal

いつもより -369 kcal

材料（2人分）

厚揚げ…小2枚（200g）
小松菜…1/2わ
キムチ…100g
ごま油…小さじ2
めんつゆ（3倍濃縮）…小さじ2
塩、こしょう…各少々
小ねぎの小口切り…適量

作り方

1. 小松菜は3cm幅に切る。キムチは大きければ、食べやすい大きさに切る。厚揚げは熱湯をかけて、油抜きする（I）。水けを拭きとり、一口大に切る。

2. フライパンに油を熱し、厚揚げを約4分焼く。小松菜を加えて約1分炒め、キムチを加えて炒める。めんつゆを加えて炒め合わせ、塩、こしょうで味をととのえる。

3. 器に盛り、小ねぎを散らす。

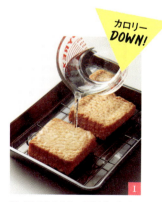

カロリー DOWN!

I

豚バラで作るより、厚揚げで作るほうが低カロリー。厚揚げは、熱湯をかけて油を落として。

大豆で

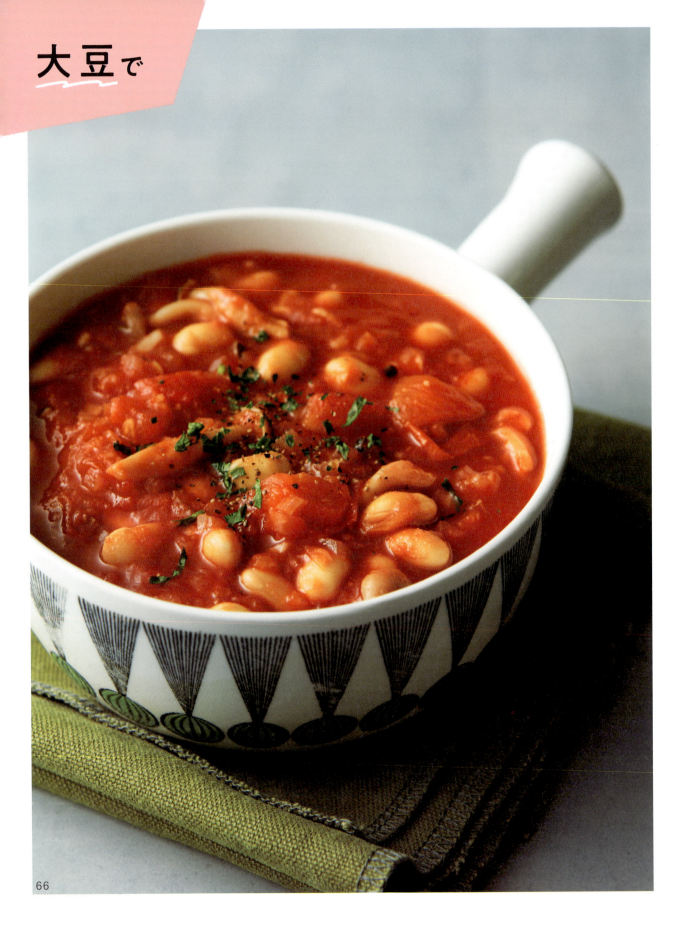

しめじ、玉ねぎもたっぷり具だくさん！
レンジで一発！大豆のトマト煮

調理時間 15分

材料（2人分）

- 大豆の水煮…1パック（約140g）
- 玉ねぎ…1/2個
- しめじ…1袋（約100g）
- カットトマト缶…1缶
- **A**
  - にんにくのみじん切り…2片分
  - トマトケチャップ、中濃ソース…各大さじ1
  - 砂糖、コンソメ（顆粒）…各小さじ1
- 塩、こしょう…各少々
- パセリのみじん切り…適量

作り方

1. 大豆は水けをきる（Ⅰ）。玉ねぎはみじん切りにする。
2. 耐熱容器に**1**、しめじをほぐしながら入れ（Ⅱ）、**A**とトマト缶を入れる（Ⅲ）。ふんわりラップをかけ、電子レンジで約10分加熱する。全体を混ぜて（Ⅳ）、塩、こしょうで味をととのえる。
3. 器に盛り、パセリを散らす。

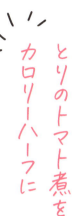

とりのトマト煮を大豆で作ってカロリーハーフに

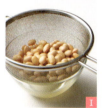
Ⅰ 大豆の水煮は、汁をしっかりきってから使います。蒸し大豆ならそのまま使ってOK。

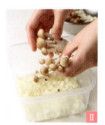
Ⅱ しめじは、手でほぐしながら加えます。

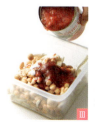
Ⅲ トマト缶を加えたら、混ぜずに電子レンジで加熱してOK。加熱後に全体を混ぜます。

カロリー DOWN!

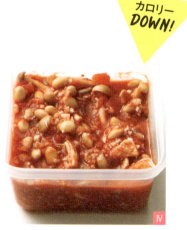
Ⅳ 電子レンジ加熱で作るので、余計な油は使わず、ヘルシーに仕上げることができます♪

202 kcal

いつもより **−293 kcal**

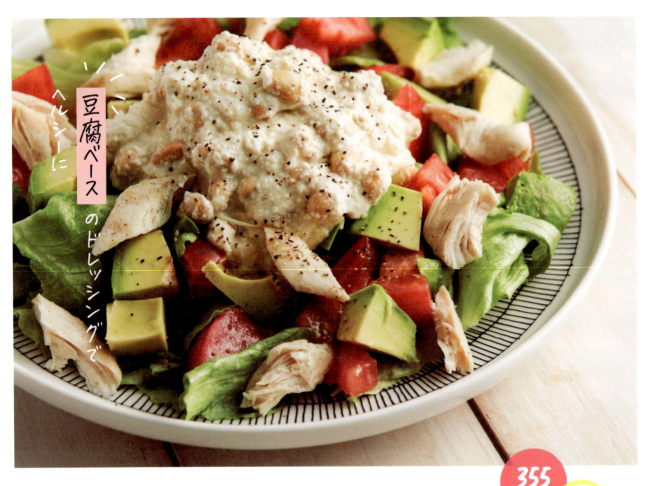

ヘルシーに 豆腐ベースのドレッシングで

355 kcal

いつもより -220kcal

大豆ドレッシングをかけて
おかずシーザーサラダ

調理時間 10分

材料（2人分）

とりささみ…1本
下味
　酒…小さじ1
　塩、こしょう…各少々
アボカド…1/2個
トマト…1/2個
大豆ドレッシング
　大豆の水煮…1パック（約140g）
　絹ごし豆腐…小1パック（約150g）
　粉チーズ…大さじ2
　マヨネーズ…大さじ1
　コンソメ（顆粒）、おろしにんにく
　　…各小さじ1
レタス…2～3枚（約75g）
粗びき黒こしょう…少々

作り方

1 アボカド、トマトは1cm角に切る。ささみは筋をとって耐熱皿にのせ、下味をつけ、ふんわりとラップをかけ、電子レンジで約50秒加熱する。粗熱がとれたら、裂く。

2 大豆ドレッシングを作る。大豆は水けをきる。ボウルに豆腐を入れて潰し、ペースト状になったら（I）、残りの材料を入れて混ぜる。

3 器にレタスを手でちぎって敷き、アボカド、トマト、ささみを盛る。2をかけて黒こしょうをふる。

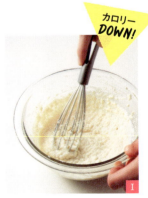

カロリー DOWN!

豆腐は泡だて器で潰しながら混ぜ、ペースト状にします。高カロリーなシーザードレッシングが低カロリーに。

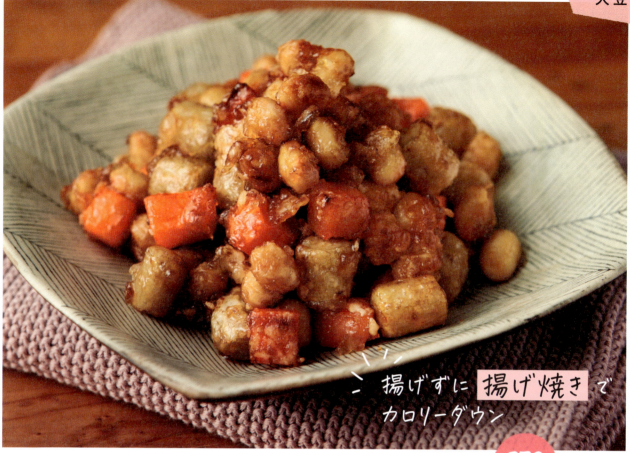

揚げずに 揚げ焼き で カロリーダウン

379 kcal

いつもより **-120** kcal

コリコリ食感がやみつきに！
ごぼうと大豆の甘辛

調理時間 15分

材料（2人分）

大豆の水煮…1パック（約140g）
ごぼう…1/2本（約100g）
にんじん…1本
片栗粉…大さじ4
サラダ油…大さじ4
A｜砂糖、みりん、酒…各大さじ1
　｜しょうゆ…大さじ2

作り方

1 大豆は水けをきる。ごぼうは1cm長さに切る。にんじんは1cm角に切る。すべてポリ袋に入れ、片栗粉をまぶす（Ⅰ）。

2 フライパンに油を熱し、**1**を広げて約6分揚げ焼きにする。上下を返し、さらに約4分揚げ焼きにする。フライパンの余分な油を拭きとり、**A**を加えて煮絡める。

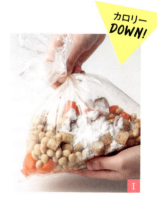

カロリー DOWN!

大豆、ごぼう、にんじんに片栗粉をまぶしてから揚げ焼きにします。食べ応えがアップするので少量でも大満足♪

COLUMN

＼ダイエットの味方／
さば缶 で即席サブおかず

さばはカロリーが高めですが、さばに含まれるEPA（エイコサペンタエン酸）、
DHA（ドコサヘキサエン酸）は体脂肪減少の効果が期待できるので
ダイエット中には積極的に取り入れたい食材。
うまみたっぷり、手軽なさばの水煮缶で作るサブおかずを紹介します。

さばの韓国風

うま辛がやみつき

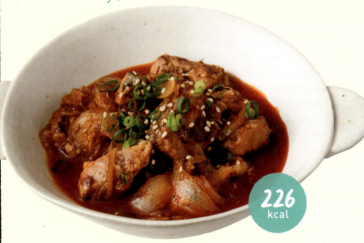

226 kcal

材料（2人分）
さばの水煮缶…1缶（190g）
玉ねぎ…1/2個
A │ 砂糖、コチュジャン、しょうゆ
　　　…各大さじ1
　　おろししょうが、おろしにんにく
　　　…各小さじ1
小ねぎの小口切り…適量
白いりごま…適量

作り方
1. 玉ねぎは薄切りにする。さば缶は軽く缶汁をきる。
2. 耐熱ボウルに**1**、**A**を入れて混ぜ、ふんわりとラップをかけて、電子レンジで約5分加熱する。
3. 器に盛り、小ねぎとごまを散らす。

さばのカレーマリネ

シャキシャキ玉ねぎを楽しんで

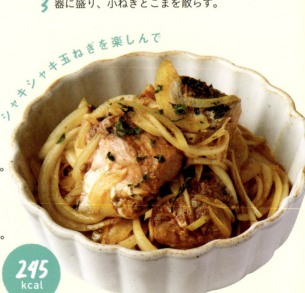

245 kcal

材料（2人分）
さばの水煮缶…1缶（190g）
玉ねぎ…1/2個
A │ しょうがのせん切り
　　　…1かけ分
　　酢、オリーブ油…各大さじ1
　　とりガラスープの素…小さじ1
　　砂糖、カレー粉、しょうゆ
　　　…各小さじ2
塩、こしょう…各少々
パセリのみじん切り…適量

作り方
1. 玉ねぎは薄切りにする。さば缶は軽く缶汁をきる。
2. ボウルに**1**と**A**を入れて混ぜ、塩、こしょうで味をととのえる。
3. 器に盛り、パセリをふる。

とろけたチーズとさばの相性ばっちり

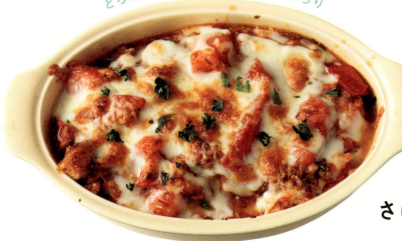

さばトマチーズ焼き

222 kcal

【材料（2人分）】
さばの水煮缶…1缶（190g）
トマト…1個
A ┃ トマトケチャップ…大さじ1
　┃ おろしにんにく…小さじ1
ピザ用チーズ…30g
粗びき黒こしょう…少々
パセリのみじん切り…適量

【作り方】
1 トマトは角切りにする。さば缶は軽く缶汁をきる。
2 ボウルに1とAを入れて混ぜる。
3 耐熱皿に入れ、チーズをのせ、オーブントースターで約5分焼く。
4 黒こしょうをふり、パセリを散らす。

マヨネーズと混ぜながら食べて

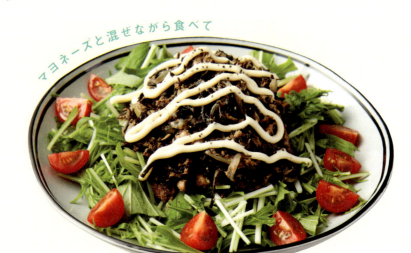

さばとひじきの中華風サラダ

275 kcal

【材料（2人分）】
さばの水煮缶…1缶（190g）
乾燥ひじき…15g
玉ねぎ…½個
水菜…½わ
ミニトマト…2個
ごま油…大さじ1
A ┃ 白すりごま…大さじ2
　┃ コンソメ（顆粒）…小さじ1
　┃ 塩、こしょう…各少々
マヨネーズ…適量

【作り方】
1 ひじきは水で戻す。玉ねぎは薄切りにする。水菜はざく切りにする。トマトは縦6等分に切る。
2 フライパンに油を熱し、玉ねぎとひじきを約2分炒め、さばを缶汁ごと加えて炒める。汁けがなくなってきたら、Aを加えて炒める。
3 器に水菜を敷き、2を盛り、トマトを飾る。マヨネーズをかける。

COLUMN

焼肉のたれでパパッと完成

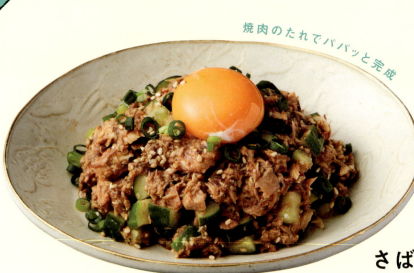

230 kcal

さばのユッケ風

【材料（2人分）】

さばの水煮缶…1缶（190g）
きゅうり…½本
A　白いりごま…大さじ1
　　とりガラスープの素…小さじ½
　　砂糖、コチュジャン…各小さじ1
　　焼肉のたれ…小さじ2
塩、こしょう…各少々
小ねぎの小口切り…適量
卵黄…1個分

【作り方】

1. きゅうりは角切りにする。さば缶は軽く缶汁をきる。
2. ボウルに1とAを入れて混ぜ、塩、こしょうで味をととのえる。
3. 器に盛り、小ねぎを散らし、卵黄をのせる。

やさしい味わい

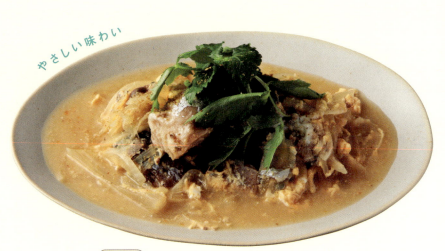

236 kcal

さばの甘辛卵とじ

【材料（2人分）】

さばの水煮缶…1缶（190g）
玉ねぎ…½個
三つ葉…適量
A　和風だしの素…小さじ1
　　みりん、めんつゆ（3倍濃縮）
　　　…各小さじ2
卵…2個

【作り方】

1. 玉ねぎは薄切りにする。三つ葉はざく切りにする。
2. 小鍋に水¾カップ、A、玉ねぎを入れてふたをし、約5分煮る。さばを缶汁ごと加えて煮立てる。卵を溶いて回し入れ、半熟になったら火を止める。
3. 器に盛り、三つ葉をのせる。

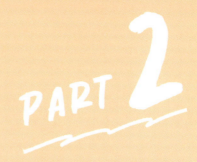

食物繊維豊富 な食材で
かさ増しおかず

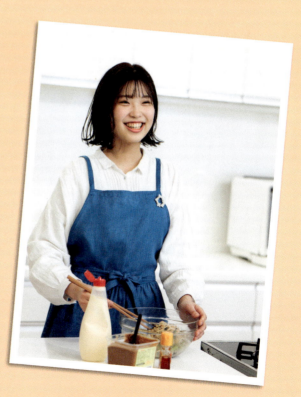

ダイエットの味方、食物繊維を豊富に含んだ
食材を使った料理レシピを紹介します。
きのこ、こんにゃく、おからを大活用！
おからは、生おからではなく、
手に入りやすいおからパウダーでOKです。
切り干し大根やわかめを使ったおかずは、
常備菜として作り置きしておいても。

きのこで

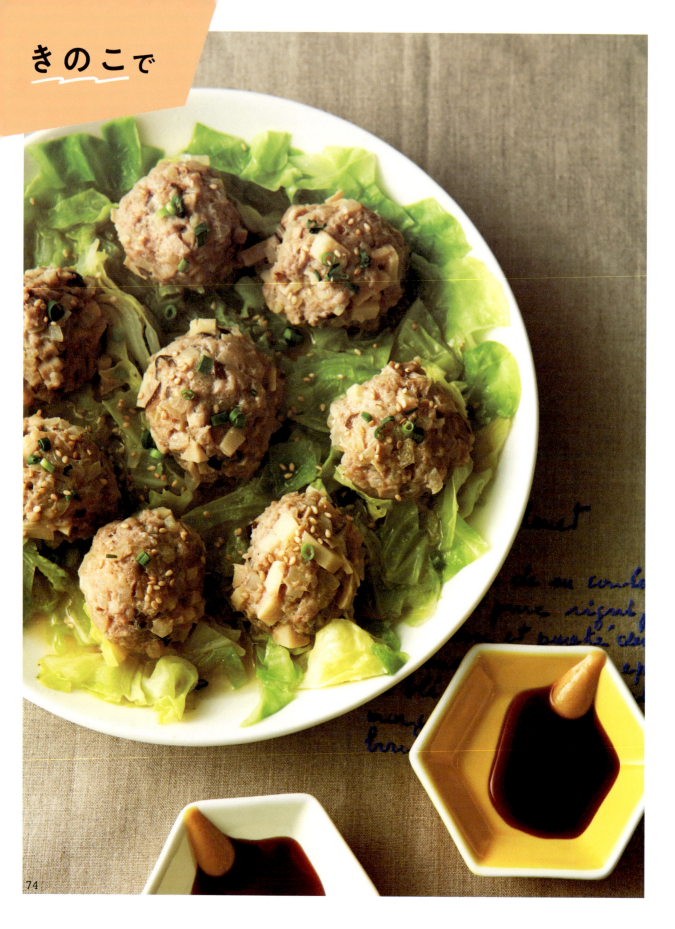

たけのこの食感がアクセント
レンチン！豚まんの中身蒸し

調理時間 15分

材料（2人分）

肉だね
- 豚ひき肉…200g
- しいたけのみじん切り…2枚分
- たけのこ（水煮）のみじん切り…60g
- 玉ねぎのみじん切り…1/2個分
- 砂糖、とりガラスープの素、ごま油、オイスターソース、おろししょうが、おろしにんにく…各小さじ1
- 酒、しょうゆ…各小さじ2

- キャベツ…3枚（約150g）
- 酒…大さじ2
- 小ねぎの小口切り…適量
- 白いりごま…適量
- からしじょうゆ（またはポン酢じょうゆ）…適量

作り方

1. キャベツは細切りにする。ポリ袋に肉だねの材料を入れて（Ⅰ）（Ⅳ）もんで混ぜる。肉だねは1/8量ずつ丸める。

2. 耐熱皿にキャベツを敷き、肉だねを並べる（Ⅱ）。酒を回しかけ（Ⅲ）、ふんわりラップをし、電子レンジで約9分加熱する。

3. 小ねぎとごまをふる。からしじょうゆ、もしくはポン酢を添える。

肉だねに **しいたけ　たけのこ　玉ねぎ** をたっぷり混ぜてかさ増し

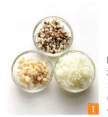
Ⅰ 肉だねに混ぜる、しいたけ、たけのこ、玉ねぎはすべてみじん切りにし、ひき肉と混ざりやすくします。

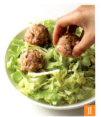
Ⅱ 肉だね同士がくっつかないように、大きめの耐熱皿に並べるのがおすすめ。

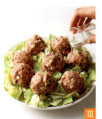
Ⅲ 電子レンジで加熱する前に酒をふると、ふっくらジューシーに仕上がります♪

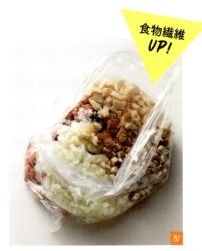
食物繊維 UP!
Ⅳ しいたけ、たけのこ、玉ねぎをたっぷり使い、食物繊維の量をアップ！

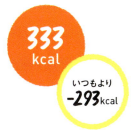
333 kcal
いつもより -293 kcal

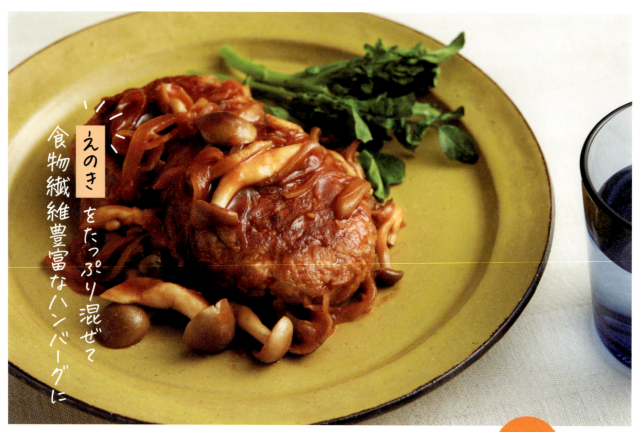

えのき をたっぷり混ぜて食物繊維豊富なハンバーグに

ソースにもハンバーグだねにもきのこたっぷり
デミきのこバーグ

調理時間 18分

393 kcal

いつもより -254 kcal

材料（2人分）

ハンバーグだね
- 合いびき肉…100g
- えのき…1袋（約200g）
- 玉ねぎのみじん切り…1/2個分
- 卵…1個
- 片栗粉…大さじ1
- 砂糖、おろしにんにく…各小さじ1
- 塩、こしょう、ナツメグ…各少々

玉ねぎ…1/2個
しめじ…1袋（約100g）
サラダ油…小さじ1＋小さじ2

A
- トマトケチャップ、ウスターソース…各大さじ2
- 砂糖、しょうゆ…各小さじ1
- バター…5g

クレソン…適量

作り方

1. 玉ねぎ1/2個は薄切りにし、しめじはほぐす。

2. ハンバーグだねを作る。えのきは細かく刻む（I）。ハンバーグだねの玉ねぎは耐熱皿に入れ、油小さじ1を回しかけ、ふんわりとラップをし、電子レンジで1分30秒加熱してさましておく。ポリ袋にハンバーグだねの材料を入れて、よくもみ込む。1/2量ずつ小判形に整える。

3. フライパンに油小さじ2を熱し、**2**を中弱火で3分焼く。上下を返し、薄く焼き色がついたら**1**の玉ねぎと水1/4カップを入れてふたをし、弱火で約7分蒸し焼きにする。ふたをあけて水分をとばし、しめじと**A**を加えて全体に絡める。

4. 器に盛り、クレソンを添える。

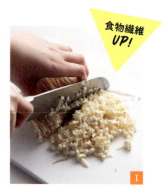

食物繊維 UP!

I
えのきはかさのほうから細かく刻みます。細かく刻んで、ひき肉と混ざりやすく♪

きのこで

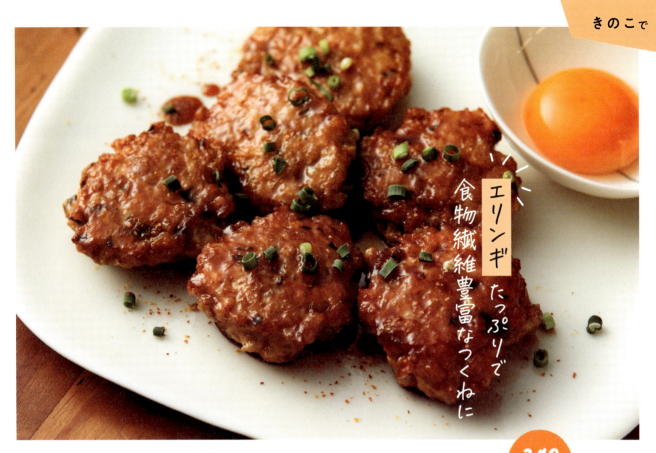

エリンギ たっぷりで 食物繊維豊富なつくねに

248 kcal
いつもより -58 kcal

むっちり食べ応え満点
照り焼きつくね

調理時間 10分

材料（2人分）

肉だね
- とりひき肉…100g
- エリンギ…1パック
- 卵白…1個分
- 片栗粉…大さじ2
- 酒…大さじ1
- とりガラスープの素、おろししょうが…各小さじ1

サラダ油…大さじ1

A 砂糖、しょうゆ、みりん…各大さじ1

小ねぎの小口切り…適量
卵黄…1個分

作り方

1. 肉だねのエリンギは細かく刻む。ポリ袋に肉だねの材料を入れて（**I**）、もみ込む。

2. フライパンに油を熱し、**1**を1/6量ずつスプーン2本でまとめて入れ、中弱火で約2分焼く。上下を返してさらに4分焼く。フライパンの油を拭き、**A**を加えて絡める。

3. 器に盛り、小ねぎを散らし、卵黄を添える。好みで七味とうがらしをふっても。

食物繊維 UP!

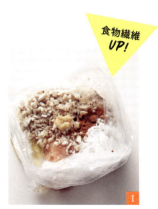

刻んだエリンギで食物繊維も満足感もUP！

こんにゃくで

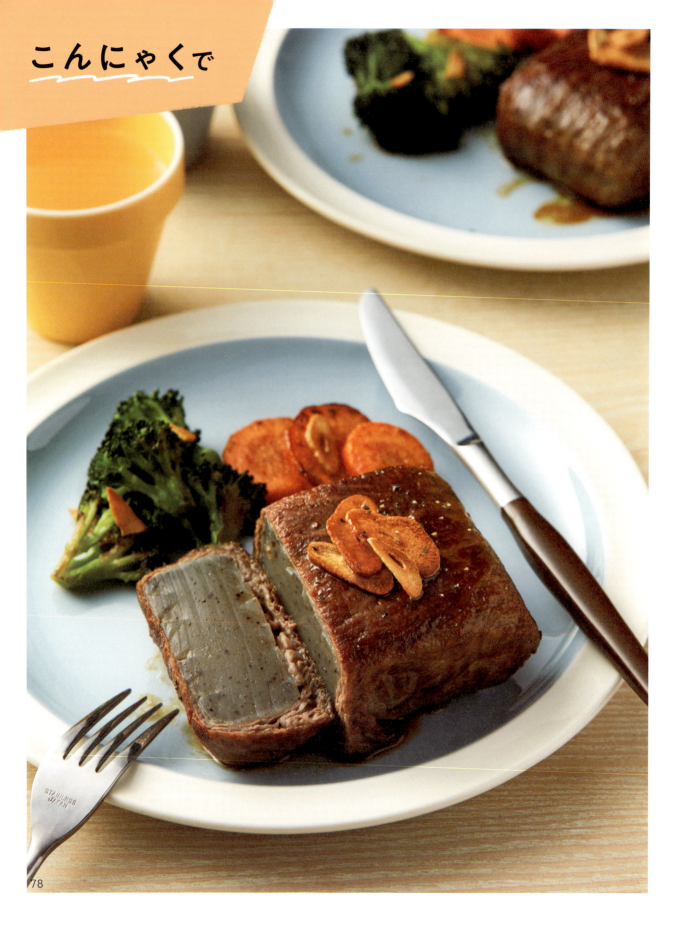

こんにゃくにも肉の旨みが移って大満足！
牛こんステーキ

調理時間 15分

材料（2人分）

牛薄切り肉…150g
下味
　塩、こしょう…各少々
こんにゃく…1枚（300g）
ブロッコリー…½株
にんじん…½本
小麦粉…大さじ1
サラダ油…小さじ2
にんにくの薄切り…1片分
A
　バター…5g
　しょうゆ…小さじ2
　みりん…小さじ1
粗びき黒こしょう…少々

作り方

1 ブロッコリーは小房に分ける。にんじんは7mm幅の輪切りにする。こんにゃくは格子状に切り込みを入れて（Ⅰ）フォークで刺し、半分に切る。耐熱容器にこんにゃく、ひたひたの水を入れ、ラップはせずに電子レンジで約3分加熱し、あく抜きをする（Ⅱ）。

2 ブロッコリーは耐熱皿にのせ、ふんわりとラップをかけ、電子レンジで約1分加熱する。

3 牛肉に下味をつけて、まな板の上に半量を広げ、こんにゃく1切れをのせて包む（Ⅳ）。小麦粉半量を全体にまぶす。同様にして、もう1個作る。

4 フライパンに油を熱し、にんにくを入れ、薄く色づいたら取り出す。

5 3を中弱火で約2分焼く（Ⅲ）。上下を返し、にんじんを加える。さらに約2分焼き、肉の側面も1分ずつ焼く。最後にブロッコリーを加えてさっと焼き、Aで味をつける。

6 肉を器に盛り、黒こしょうをふり、にんにくをのせる。ブロッコリーとにんじんを添える。

肉でこんにゃくを包みヘルシーステーキに

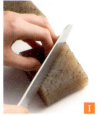
Ⅰ こんにゃくには格子状に切り込みを入れて、味をしみ込みやすくします。

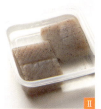
Ⅱ こんにゃくのあく抜きは、電子レンジ加熱でお手軽に！

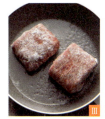
Ⅲ こんにゃくに肉を巻いたら、巻き終わりを下にして焼き始めるとほどけにくいです。

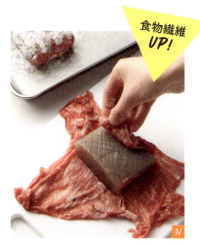
食物繊維 UP!
Ⅳ 薄切り肉を広げてこんにゃくをのせて包みます。包んだ後、ほどけないように、小麦粉をまぶしましょう。

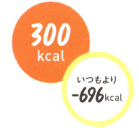
300kcal
いつもより **-696**kcal

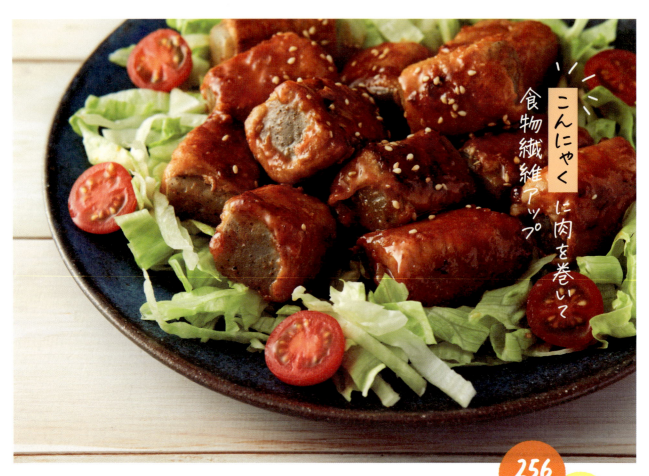

こんにゃくに肉を巻いて食物繊維アップ

256 kcal　いつもより -392 kcal

ピリ辛でご飯によく合う
ヤンニョム豚コン

調理時間 15分

材料（2人分）

- こんにゃく…1枚（300g）
- 豚もも薄切り肉…180g（6枚）
- レタス…3枚
- ミニトマト…4個
- 片栗粉…大さじ1
- ごま油…小さじ2
- **A** 砂糖、はちみつ、コチュジャン、水…各大さじ1
  　　おろしにんにく、しょうゆ、酢…各小さじ1

作り方

1. レタスは細切りにする。トマトは横半分に切る。
2. こんにゃくは一口大の12等分にする。耐熱容器にこんにゃく、ひたひたの水を入れ、ラップをかけずに電子レンジで約3分加熱し、あく抜きをする。豚肉は半分に切る。
3. **2**のこんにゃくの水けをきり、豚肉を1枚ずつ巻く。片栗粉をまぶす（Ⅰ）。
4. フライパンに油を熱し、**3**をときどき転がしながら8〜9分、焼く。**A**を煮絡める。
5. 器にレタスを敷き、**4**を盛ってトマトを飾る。好みで白いりごまをふっても。

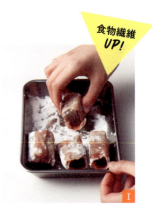

食物繊維 UP!

こんにゃくに肉を巻くとほどけやすいので、巻いたら、片栗粉をまぶします。

こんにゃくで

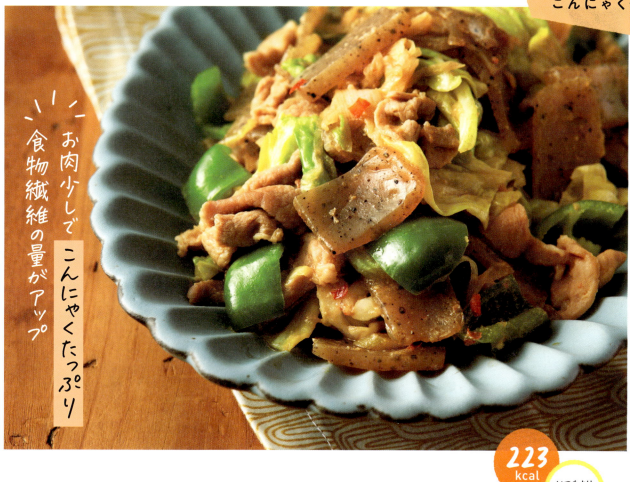

お肉少しで食物繊維の量がアップ

こんにゃくたっぷり

223 kcal

いつもより －465kcal

野菜もたっぷり具だくさん
こんにゃくの回鍋肉（ホイコーロー）

調理時間 10分

材料（2人分）

豚こま切れ肉…100g
こんにゃく…1枚（300g）
下味
　みそ、みりん、しょうゆ、酒
　　…各大さじ1
　砂糖…小さじ2
　オイスターソース、豆板醤、
　　おろしにんにく…各小さじ1
長ねぎ…10cm
キャベツ…3枚（150g）
ピーマン…2個
ごま油…大さじ1
塩、こしょう…各少々

作り方

1. こんにゃくは横半分に切ってから、薄切りにする。豚肉は大きければ、食べやすい大きさに切る。ポリ袋にこんにゃくと肉、下味の材料を入れてもみ込み（Ⅰ）、10分おく。

2. 長ねぎは斜め薄切りに、キャベツはざく切りに、ピーマンは2.5cm角に切る。

3. フライパンに油を熱し、長ねぎと1を下味ごと入れて炒める。肉の色が変わったらキャベツ、ピーマンを加えて炒め合わせる。塩、こしょうで味をととのえる。

食物繊維 UP!

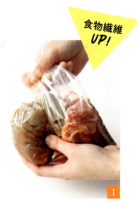

Ⅰ

肉だけでなく、こんにゃくにもしっかり下味をつけると、味なじみがよくなります。

おからで

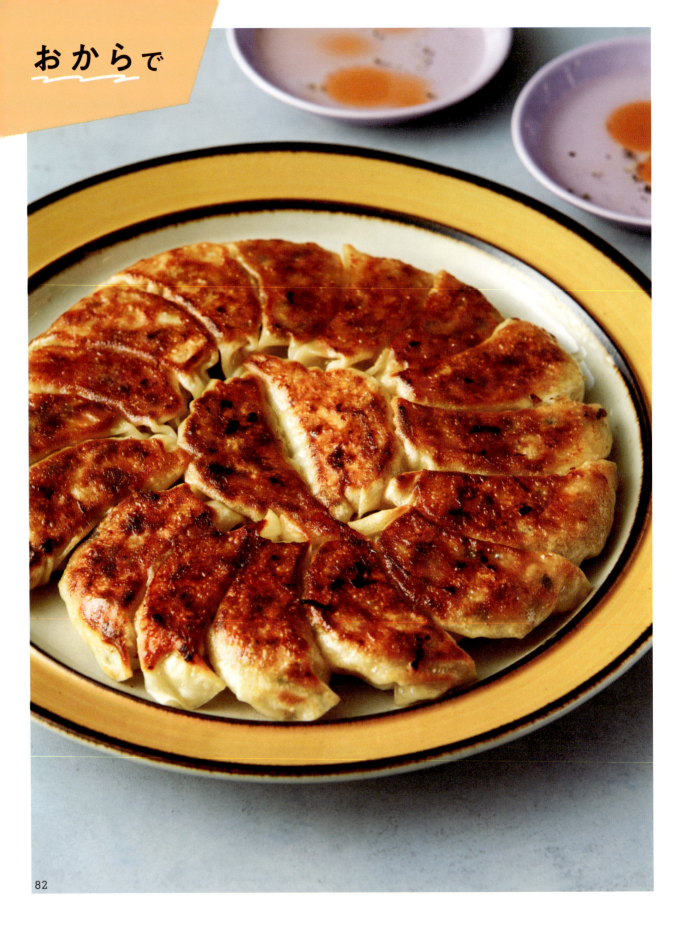

腹持ちよし！
おからのサッパリ餃子

調理時間 **18分**

材料（2人分）

餃子のあん
- 豚ひき肉…30g
- おからパウダー…小さじ2
- キャベツの粗みじん切り…3枚分
- にらの粗みじん切り…3本分
- 長ねぎのみじん切り…5cm分
- おろししょうが、
  　おろしにんにく…各小さじ1
- 酒…大さじ1
- とりガラスープの素…小さじ1/2
- しょうゆ、オイスターソース…各小さじ1

餃子の皮…18枚
ごま油…大さじ1

作り方

1 おからパウダーは、水大さじ2で戻しておく。ポリ袋に餃子のあんの材料（Ⅰ）を入れて（Ⅳ）、もみ込む。

2 餃子の皮に**1**を1/18量ずつ包む（Ⅱ）。

3 フライパンに油を熱して**2**を並べ入れ（Ⅲ）、約2分焼く。水1/4カップを加えてふたをし、中弱火で約7分焼く。ふたをあけて水けをとばし、焼き色がつくまで焼く。

4 器に盛る。好みでしょうゆ、酢、ラー油などをつけて。

肉とおから半々で食物繊維たっぷり

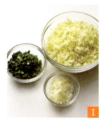
キャベツ、にら、長ねぎを細かく刻んであんに混ぜます。Ⅰ

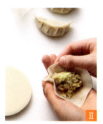
おからも野菜もたっぷりのあんを包んで♪ Ⅱ

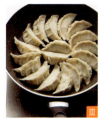
餃子は円盤状に並べて焼くと、盛りつけの際に見栄えよく！ Ⅲ

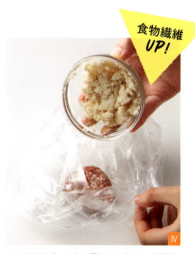
食物繊維 **UP!**
おからパウダーは水で戻してからあんの材料に混ぜて。おからの食物繊維たっぷりの餃子に♪ Ⅳ

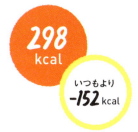
298 kcal
いつもより **-152** kcal

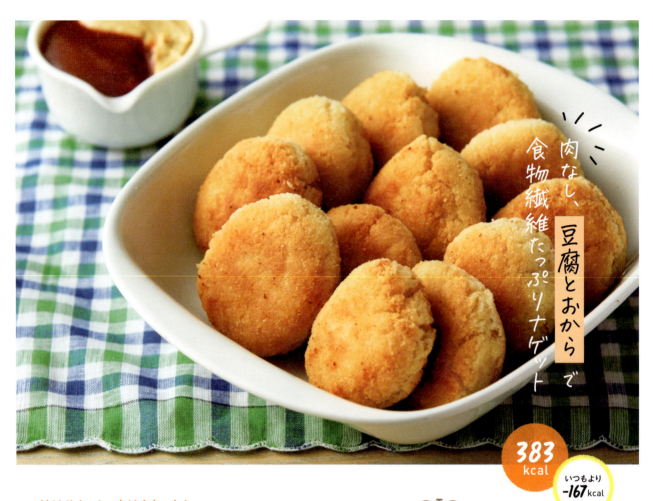

肉なし、食物繊維たっぷりナゲット **豆腐とおから** で

383 kcal

いつもより **-167** kcal

外はサクッ！ 中はもちっと！
おからナゲット

調理時間 **15分**

材料（2人分）

絹ごし豆腐…小1パック（約150g）
おからパウダー…50g
A 片栗粉…大さじ3
　　マヨネーズ…大さじ1
　　コンソメ（顆粒）、
　　　おろしにんにく…各小さじ1
　　塩、こしょう…各少々
　　水…1/2カップ
サラダ油…大さじ5
トマトケチャップ、マスタード
　…各適量

作り方

1 ボウルに豆腐、おからパウダー、**A**を入れて（I）よく練り混ぜる。1/12量ずつ小判形に整える。

2 フライパンに油を熱し、**1**を上下を返しながら約6分、揚げ焼きにする。

3 油をきって器に盛り、トマトケチャップとマスタードを添える。

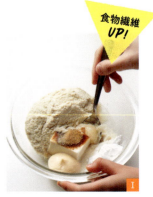

食物繊維 UP!

おからパウダーは水で戻さず、ダイレクトに入れてOK。

おからで

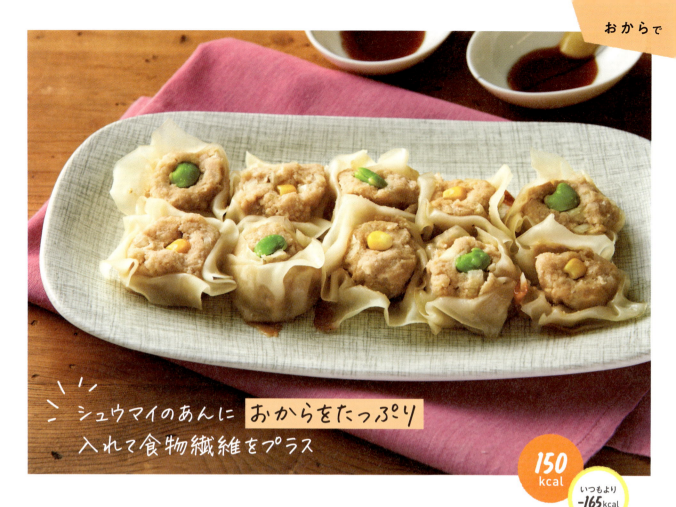

シュウマイのあんに **おからをたっぷり** 入れて食物繊維をプラス

150 kcal
いつもより **-165 kcal**

玉ねぎの甘みがおいしい
包まない！おから焼きシュウマイ

調理時間 **15分**

材料（2人分）

シュウマイのあん
- 豚ひき肉…30g
- おからパウダー…10g
- 玉ねぎの粗みじん切り…1/4個分
- 砂糖、とりガラスープの素、おろししょうが、しょうゆ…各小さじ1

シュウマイの皮…10枚
冷凍枝豆、冷凍コーン…各適量
ごま油…小さじ1

作り方

1. おからパウダーは水大さじ3で戻しておく（I）。ポリ袋にシュウマイのあんの材料を入れて、よくもみ込む。

2. 1を1/10量ずつ丸め、シュウマイの皮をかぶせる。くるっと回して皮をくっつけ、表に返す。形を整え、枝豆とコーンをのせる。

3. フライパンに油を熱し、2を並べ入れて約2分焼き、水1/4カップを加えてふたをし、弱火で約4分、蒸し焼きにする。ふたをあけて水けをとばし、カリッと焼きあげる。

4. 器に盛り、好みでからしじょうゆを添えても。

食物繊維 UP!

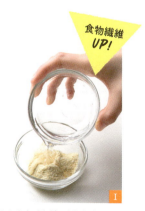

I
水におからパウダーを入れるのではなく、おからパウダーに水を加えて戻すと◎

切り干し大根・わかめで

ぜ〜んぶ作り置きOK！

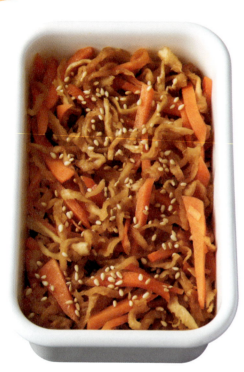

ごま油のいい香り
きんぴら切り干し

全量で **305** kcal

【材料（作りやすい分量）】

切り干し大根…30g
にんじん…½本
ごま油…小さじ2
赤とうがらしの輪切り…少々
A ┃ しょうゆ、みりん
　 ┃ 　…各大さじ2
　 ┃ 砂糖…小さじ2
白いりごま…適量

【作り方】

1. 切り干し大根はさっと洗って、耐熱ボウルに入れる。水½カップを注ぎ、ふんわりとラップをかけて電子レンジで約2分加熱する。
2. 1は粗熱をとって水けを絞り、食べやすい大きさに切る。にんじんはせん切りにする。
3. フライパンに油を熱し、赤とうがらし、2を炒め、にんじんがしんなりしてきたらAを加えて汁けがなくなるまで炒める。火を止め、ごまをふり、全体を混ぜる。

冷蔵室で4〜5日間保存可能

のりの風味がアクセントに
切り干し大根の
ピリ辛みそあえ

全量で **265** kcal

【材料（作りやすい分量）】

切り干し大根…30g
小松菜…1わ
焼きのり…1枚
A ┃ みそ、しょうゆ、
　 ┃ 　マヨネーズ…各大さじ1
　 ┃ ラー油…小さじ1

【作り方】

1. 小松菜は3cm長さに切る。切り干し大根はさっと洗って、小松菜とともに耐熱ボウルに入れる。水½カップを注ぎ、ふんわりとラップをかけて電子レンジで約4分加熱する。
2. 1を流水にさらして粗熱をとる。切り干し大根は食べやすい大きさに切る。
3. ボウルに切り干し大根と小松菜を水けを絞って入れ、食べやすくちぎったのり、Aを加えてあえる。

冷蔵室で4〜5日間保存可能

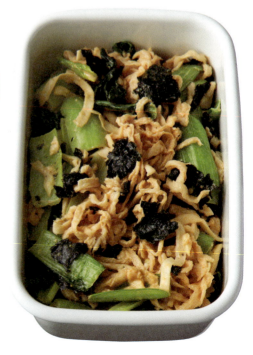

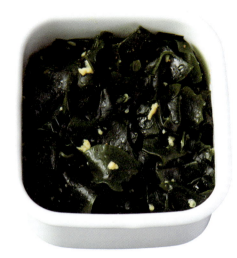

コンソメとチーズがよく合う!
わかめのコンソメあえ

全量で **105** kcal

材料（作りやすい分量）

カットわかめ（乾燥）… 10g
A 　粉チーズ… 大さじ1
　　コンソメ（顆粒）、
　　　オリーブ油… 各小さじ2
粗びき黒こしょう… 少々

冷蔵室で3〜4日間保存可能

作り方

1. わかめは水で戻す。水けをきって耐熱ボウルに入れ、ふんわりとラップをかけ、電子レンジで約2分加熱する。
2. Aを加えて全体を混ぜ、黒こしょうをふる。

じゃこたっぷり!
わかめの香ばしごま炒め

全量で **210** kcal

材料（作りやすい分量）

カットわかめ… 10g
じゃこ… 大さじ2
ごま油… 小さじ2
A 　白いりごま… 大さじ1
　　とりガラスープの素… 小さじ1
　　しょうゆ… 少々

作り方

1. わかめは水で戻し、水けを絞る。
2. フライパンに油を熱し、わかめとじゃこを約3分炒める。Aを加えて炒め合わせる。

冷蔵室で3〜4日間保存可能

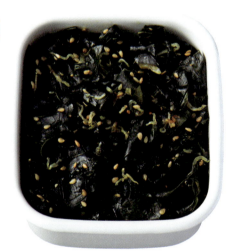

全量で **450** kcal

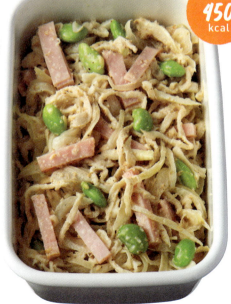

玉ねぎの甘みとマヨネーズがマッチ
切り干し大根のマヨサラダ

材料（作りやすい分量）

切り干し大根… 30g
玉ねぎ… 1/2個
ハム… 4枚
冷凍枝豆… 正味25g
A 　白すりごま、マヨネーズ
　　　… 各大さじ2
　　めんつゆ（3倍濃縮）
　　　… 大さじ1
　　砂糖… 小さじ1
　　塩、こしょう… 各少々

作り方

1. 玉ねぎは薄切りにする。切り干し大根はさっと洗って、玉ねぎとともに耐熱ボウルに入れる。水1/2カップを注ぎ、ふんわりとラップをかけて電子レンジで約3分30秒加熱する。枝豆を加え、粗熱をとって水けを絞る。ハムは細切りにする。
2. ボウルに1、Aを入れてあえる。

冷蔵室で3〜4日間保存可能

COLUMN

\レンチンでできる/
代謝UP スープ

代謝が悪いとエネルギー消費も少なくなり、やせにくくなってしまいます。
ダイエット成功の秘訣は、代謝をよくすること！
代謝をアップするスパイス、とうがらし、しょうが、カレー粉を使ったスープのレシピを紹介します。
全部、電子レンジだけで完成する、超簡単レシピです。

とうがらしで
キムチチゲ風スープ

たっぷりのキムチで！

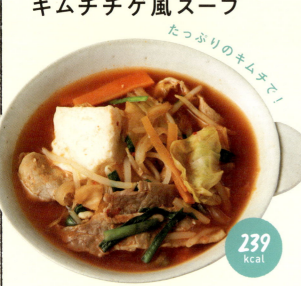

239 kcal

材料（2人分）
豚こま切れ肉…70g
絹ごし豆腐…小1パック（150g）
もやし…1袋（200g）
にんじん…1/3本
キャベツ…1枚
玉ねぎ…1/4個
にら…3本
キムチ…100g
A｜焼肉のたれ…大さじ1
　｜とりガラスープの素、おろしにんにく…各小さじ1
　｜コチュジャン…小さじ2

作り方
1. にらは3cm長さに切る。
2. もやしは目立つひげ根をとる。にんじんは拍子木切り、キャベツはざく切りにする。玉ねぎは薄切りにする。豆腐は3cm角に切る。キムチ、豚肉は大きければ食べやすい大きさに切る。
3. 耐熱容器に2、水1 1/2カップ、Aを入れて、ふんわりラップをかけ、電子レンジで約9分加熱する。熱いうちににらを加えて混ぜる。

コチュトマみそスープ

すりごまでコクアップ！

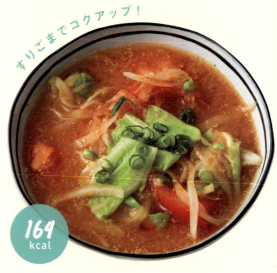

164 kcal

材料（2人分）
玉ねぎ…1/2個
キャベツ…2枚
トマト…中1個
A｜みそ、コチュジャン、酒、みりん…各大さじ1
　｜おろしにんにく…小さじ1
白すりごま…大さじ2
塩、こしょう、ラー油…各適量
小ねぎの小口切り…適量

作り方
1. 玉ねぎは薄切りに、キャベツはざく切りにする。トマトは小さめの角切りにする。
2. 耐熱容器に玉ねぎ、キャベツ、水2カップ、Aを入れてふんわりとラップをかけ、電子レンジで約7分加熱する。トマト、ごま、ラー油を加えて混ぜ、塩、こしょうで味をととのえる。
3. 器に盛り、小ねぎを散らす。

しょうがで ポカポカ中華風かきたまスープ

レタスの食感が楽しい

74 kcal

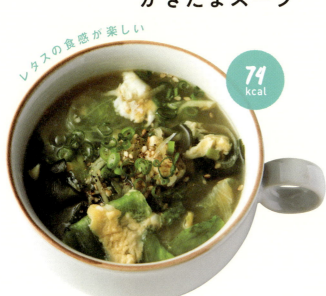

材料（2人分）

カットわかめ（乾燥）… 2g
長ねぎ… 10cm
レタス… 2枚
A | とりガラスープの素… 小さじ2
　| しょうゆ… 小さじ1
　| しょうがのせん切り… 1かけ分
B | 溶き卵… 1個分
　| 片栗粉… 小さじ1
塩、こしょう… 各適量
小ねぎの小口切り… 適量
白いりごま… 適量

作り方

1 わかめは水で戻す。長ねぎは斜め薄切りにする。レタスは手でちぎる。
2 耐熱容器にわかめ、長ねぎ、水2カップ、Aを入れてふんわりとラップをかけ、電子レンジで約6分加熱する。
3 レタスを加えて混ぜ、Bを回し入れ、再びラップをして約1分30秒加熱する。塩、こしょうで味をととのえる。
4 器に盛り、小ねぎを散らし、ごまをふる。

ちゃんぽん風スープ

野菜4種たっぷり！

226 kcal

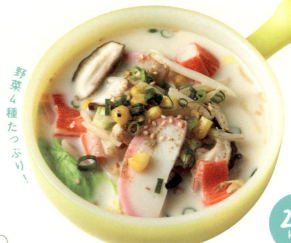

材料（2人分）

豚もも薄切り肉… 80g
かまぼこ… 8枚
かに風味かまぼこ（あれば）… 3本
もやし… 1袋（200g）
キャベツ… 1枚
にんじん… 1/4本
しいたけ… 2枚
A | とりガラスープの素… 小さじ2
　| しょうゆ、オイスターソース、
　| 　おろししょうが… 各小さじ1
　| 牛乳… 1カップ
トッピング用
　小ねぎの小口切り、コーン、
　　白いりごま、こしょう
　　… 各適量

作り方

1 もやしは目立つひげ根をとる。キャベツはざく切りにする。にんじん、しいたけ、かまぼこは薄切りにする。かにかまは4等分に切る。
2 豚肉は食べやすい大きさに切る。
3 耐熱容器に1、水1 1/2カップ、Aを入れ、上に豚肉を広げてのせる。ふんわりとラップをかけ、電子レンジで約9分加熱する。
4 器に盛り、好みのトッピングをのせる。

COLUMN / カレー粉で

和風カレースープ

材料（2人分）
- 油揚げ…1枚
- 長ねぎ…10cm
- にんじん…½本
- 大根…10cm
- A　カレー粉…小さじ2
　　和風だしの素…小さじ1
- めんつゆ（3倍濃縮）…小さじ2
- 小ねぎの小口切り…適量

作り方
1. 長ねぎは斜め薄切りにする。にんじん、大根、油揚げは細切りにする。
2. 耐熱容器に1、水2カップ、Aを入れて、ふんわりとラップをかけ、電子レンジで約9分加熱する。
3. めんつゆを加えて混ぜる。
4. 器に盛り、小ねぎを散らす。

油揚げから出るだしがポイント

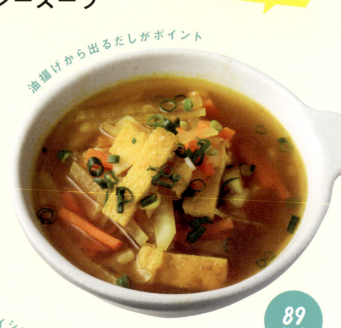

89 kcal

スパイシーさと甘みのハーモニー

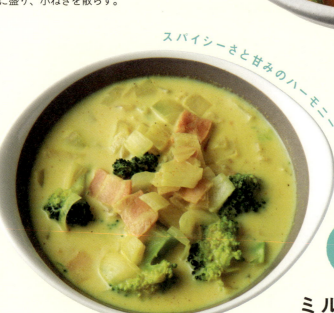

163 kcal

ミルクカレースープ

材料（2人分）
- ベーコン…2枚
- 玉ねぎ…½個
- ブロッコリー…⅓個（約100g）
- A　コンソメ（顆粒）、カレー粉
　　　…各小さじ2
　　牛乳…1カップ
- 塩、こしょう…各適量

作り方
1. 玉ねぎ、ベーコンは1cm角に切る。ブロッコリーは小房に分ける。
2. 耐熱容器に玉ねぎ、ベーコン、水1カップ、Aを入れてふんわりとラップをかけ、電子レンジで約6分加熱する。ブロッコリーを加えてさらに電子レンジで約2分加熱する。塩、こしょうで味をととのえる。

PART 3

カロリーダウン で 罪悪感ゼロ麺＆ご飯

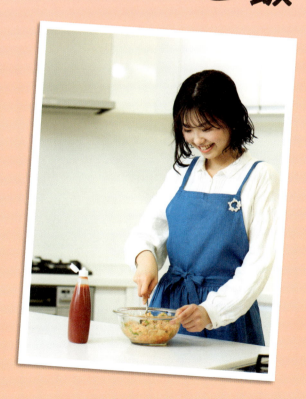

栄養バランスばっちりでなおかつ
カロリーが低めの麺＆ご飯のレシピを
紹介します。その中でも特に、しらたきを
使ったレシピはとても低カロリー。
炭水化物、たんぱく質、野菜のバランスがよく
ボリュームもあるのに罪悪感なし！
安心して食べられます。

しらたきで

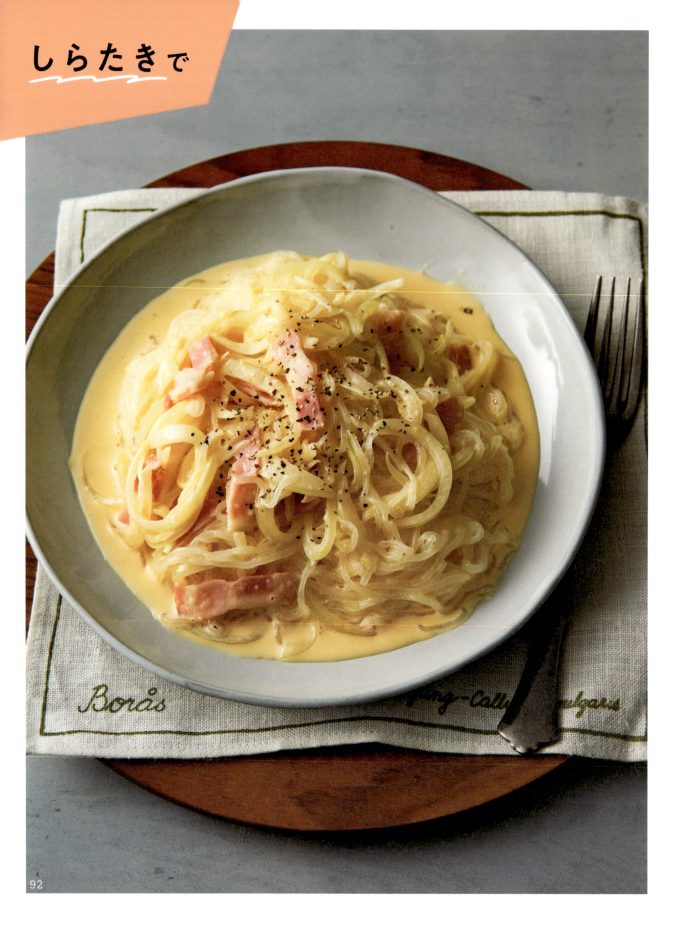

フライパンひとつで完成！
カルボナーラ風しらたき

調理時間 15分

材料（1人分）

しらたき…1袋（300g）
玉ねぎ…½個
ベーコン…1枚
オリーブ油…小さじ2
A | 卵…1個
　| 粉チーズ…大さじ2
　| 牛乳、マヨネーズ…各大さじ1
　| コンソメ（顆粒）…小さじ1
粗びき黒こしょう…少々

作り方

1 玉ねぎは薄切りに、しらたきは長ければ食べやすい大きさに切る。ベーコンは細切りにする。

2 フライパンにしらたきと水を入れて火にかけ、約3分下ゆでをする（Ⅳ）。湯を捨て、強火にし、水けをとばすように約1分、からいりする（Ⅰ）。

3 中火にし、玉ねぎ、ベーコン、油を加えて（Ⅱ）約3分炒め、火を止める。**A**を加えて（Ⅲ）全体に絡める。

4 器に盛り、黒こしょうをふる。

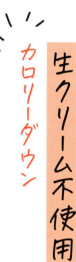
生クリーム不使用でカロリーダウン

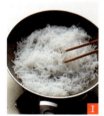
Ⅰ　からいりは強火でするのがポイント。短時間で、しらたきの余分な水分をとばします。

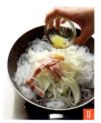
Ⅱ　オリーブ油は全体に回しかけて、まんべんなく行き渡るようにします。

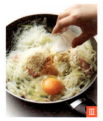
Ⅲ　牛乳などは、火を止めてから加えると分離せずに混ぜることができますよ！

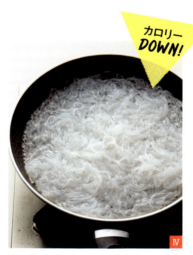
カロリーDOWN!
Ⅳ　カルボナーラをしらたきで作ればカロリーダウン。しらたきは下ゆですることで、味がしみ込みやすくなります。

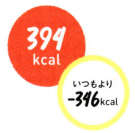
394 kcal
いつもより -346 kcal

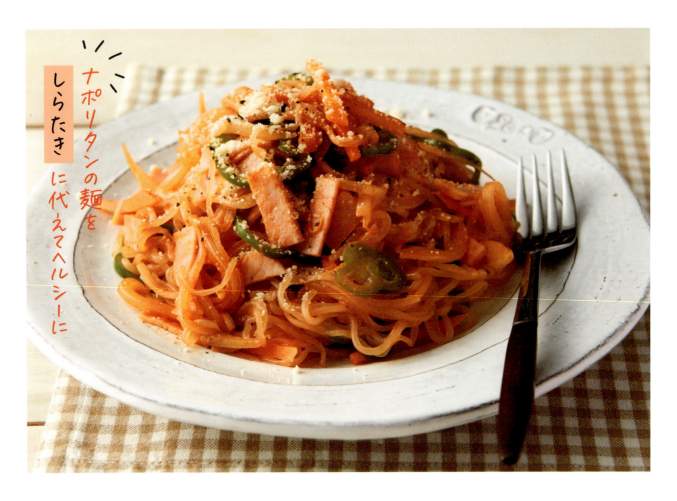

ナポリタンの麺をしらたきに代えてヘルシーに

子どもも大喜びの甘めなお味
ナポリタン風しらたき

調理時間 15分

252 kcal
いつもより －372 kcal

材料（1人分）

しらたき…1袋（300g）
玉ねぎ…½個
にんじん…¼本
ピーマン…1個
ハム…2枚
バター…10g
A ┌ トマトケチャップ…大さじ2
　　│ ウスターソース、牛乳…各大さじ1
　　│ 砂糖…小さじ1
　　└ コンソメ（顆粒）…小さじ½
塩、こしょう…各少々
粗びき黒こしょう、粉チーズ…各少々

作り方

1. 玉ねぎは薄切りに、にんじんは細切りに、ピーマンは輪切りにする。しらたきは長ければ食べやすい大きさに切る。ハムは短冊切りにする。

2. フライパンにしらたきと水を入れて火にかけ、約3分下ゆでをする。湯を捨てて強火にし、水けをとばすように約1分、からいりする。

3. 中火にし、玉ねぎ、にんじん、バターを加えて約3分炒める。ピーマン、ハム、**A**を加えて（I）炒め合わせる。塩、こしょうで味をととのえる。

4. 器に盛り、黒こしょう、粉チーズをかける。

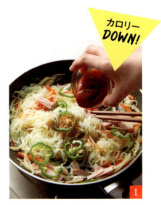

カロリー DOWN!

麺をしらたきに代えてカロリーダウン。しらたきになじみやすい味付けに♪

しらたきで

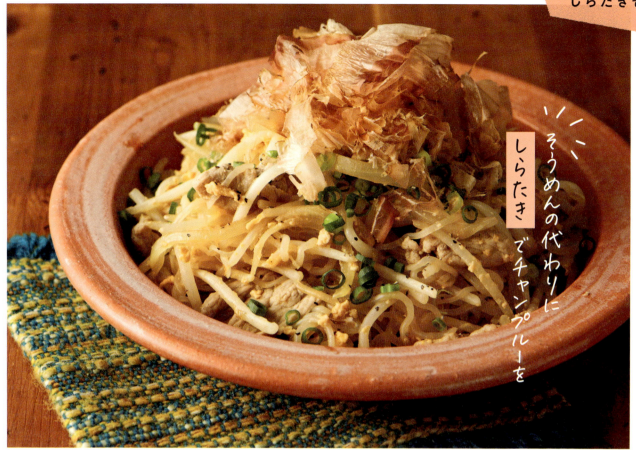

そうめんの代わりにしらたきでチャンプルーを

かつお節とよく混ぜて
しらたきチャンプルー

調理時間 15分

390 kcal

いつもより -359 kcal

材料（1人分）

- しらたき…1袋（300g）
- 豚もも薄切り肉…70g
- **下味**
  - 塩、こしょう…各少々
- 玉ねぎ…1/2個
- もやし…1袋（200g）
- ごま油…小さじ2
- **A**
  - 酒、めんつゆ（3倍濃縮）、オイスターソース…各大さじ1
  - とりガラスープの素…小さじ1/2
  - 塩、こしょう…各少々
- 溶き卵…1個分
- 小ねぎの小口切り…適量
- かつお節…適量

作り方

1. 玉ねぎは薄切りに、もやしは目立つひげ根をとる。しらたきは長ければ食べやすい大きさに切る。豚肉は3cm幅に切って下味をつける。

2. フライパンにしらたきと水を入れて火にかけ、約3分下ゆでをする。湯を捨て、強火にし、水けをとばすように約1分、からいりする。

3. 中火にし、豚肉、玉ねぎ、油を加えて約4分炒める。もやし、**A**を加えて（I）、約1分30秒炒める。卵を回しかけ、ざっと炒める。

4. 器に盛って小ねぎを散らし、かつお節をのせる。

カロリー DOWN!

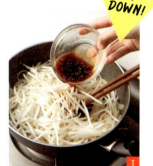

I

めんつゆやオイスターソースなども加えて淡白なもやしやしらたきにも味がなじむようにします！ 低カロリーでもおいしさはそのまま♪

95

パスタで

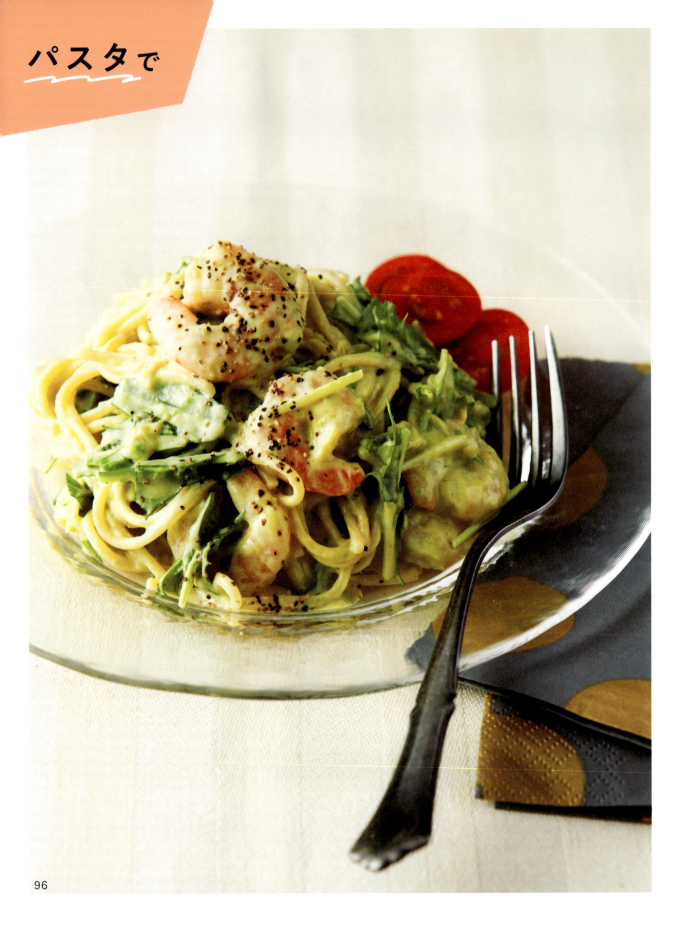

クリーミーなおいしさ
えびアボカドの冷製パスタ

調理時間 15分

材料（1人分）

- スパゲッティ（1.6mm、7分ゆでタイプ）…80g
- オリーブ油…小さじ1
- 冷凍えび…100g
- 酒…大さじ1
- 水菜…小1株
- ミニトマト…1個
- アボカド…1/2個
- A
  - マヨネーズ…大さじ2
  - 豆乳、めんつゆ（3倍濃縮）…各大さじ1
  - 砂糖…小さじ1
  - 練りわさび…少々
- 粗びき黒こしょう…少々

作り方

1. 水菜はざく切りにする。ミニトマトは縦半分に切る。

2. 耐熱容器にえびを入れて酒をふり（Ⅰ）、ふんわりとラップをかけ、電子レンジで約1分40秒加熱する。そのまま粗熱をとる。

3. 別の耐熱容器にスパゲッティを半分に折って入れ、水1 1/4 カップ、油を加えてふんわりラップをかける。電子レンジで、袋の表示より2分長く加熱する（7分ゆでのスパゲッティの場合、9分加熱）。ざるにあけ、氷水で冷やす（Ⅳ）。

4. ボウルにアボカドを入れてフォークで潰し、Aを加えて混ぜる（Ⅱ）。スパゲッティ、えび、水菜を加えてよく絡める（Ⅲ）。

5. 器に盛り、黒こしょうをふる。ミニトマトを添える。

ゆでたてパスタより**冷製パスタ**のほうが太りにくい！

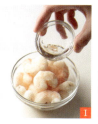
Ⅰ 冷凍えびに酒をふってから電子レンジ加熱します。えび本来の旨みが引き出される！

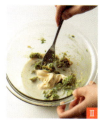
Ⅱ アボカドを潰しながら混ぜるので、スプーンよりフォークを使うのがおすすめ。

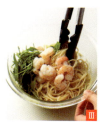
Ⅲ スパゲッティ全体に絡むように、トングなどを使うと混ぜやすいです。

カロリー DOWN!

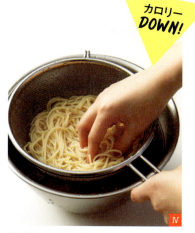
Ⅳ 炭水化物のでんぷん質を冷やすと食物繊維と同じような働きをするレジスタントスターチ（難消化性でんぷん）が発生。太りにくいでんぷんでダイエット向き♪

529 kcal

いつもより **−259** kcal

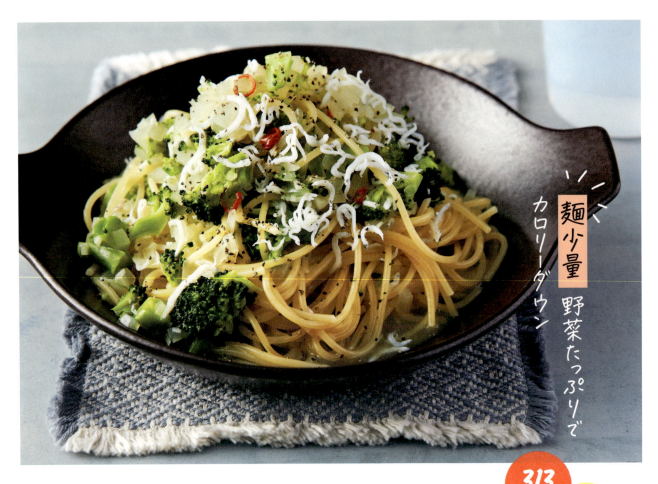

麺少量 野菜たっぷりで カロリーダウン

313 kcal

いつもより **-163 kcal**

天然の塩で海の味
しらすとブロッコリーの
ペペロンチーノ

調理時間 15分

材料（1人分）

スパゲッティ（1.6mm、7分ゆで
　タイプ）…80g
ブロッコリー…1/3個（約100g）
玉ねぎ…1/4個
A｜赤とうがらしの輪切り…少々
　にんにくのみじん切り…1片分
　コンソメ（顆粒）、オリーブ油
　　…各小さじ1
しらす…大さじ2
塩、こしょう…各少々
粗びき黒こしょう…適量

作り方

1. ブロッコリーは粗めに刻む。玉ねぎは粗みじん切りにする。

2. 耐熱容器にスパゲッティを半分に折って入れ、玉ねぎ、ブロッコリー（I）、Aを入れ、水1 1/4カップを加え、ふんわりラップをかける。電子レンジで袋の表示より2分長く加熱する（7分ゆでのスパゲッティの場合、9分加熱）。

3. よく混ぜ、塩、こしょうで味をととのえる。

4. 器に盛り、しらすを散らして黒こしょうをふる。

カロリー DOWN!

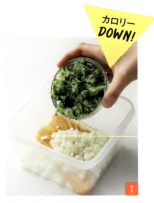

I

パスタは80gと少なめにし、野菜をたっぷり入れてカロリーダウン。低カロリーなのに食べ応えあり！

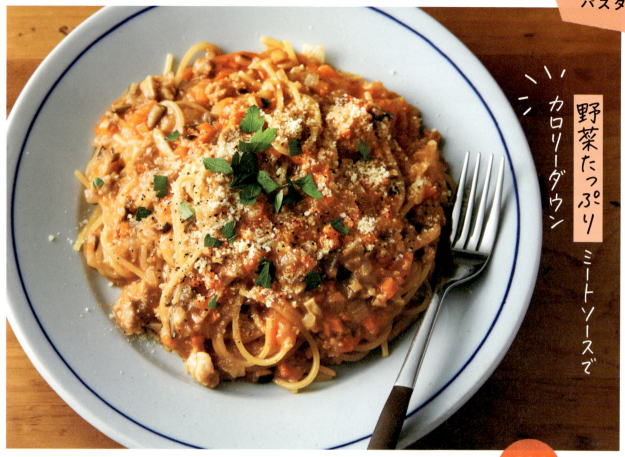

パスタで

野菜たっぷり カロリーダウン ミートソースで

525 kcal

いつもより -189 kcal

にんにくで食欲増進
ベジミートパスタ

調理時間 15分

材料（1人分）

スパゲッティ（1.6mm、7分ゆでタイプ）…80g
ミートソース
　豚ひき肉…50g
　玉ねぎのみじん切り…1/2個分
　にんじんのみじん切り…1/3本分
　しいたけのみじん切り…2枚分
　小麦粉…大さじ1
　砂糖、トマトケチャップ、ウスターソース、おろしにんにく…各小さじ1
　コンソメ（顆粒）…少々
オリーブ油…小さじ1
粉チーズ、粗びき黒こしょう…各適量
イタリアンパセリ…適量

作り方

1. 耐熱容器にミートソースの材料を入れて混ぜる（Ⅰ）。スパゲッティを半分に折って加え、油と水1 1/4カップも加え、ふんわりとラップをかける。

2. 電子レンジで袋の表示より2分長く加熱する（7分ゆでのスパゲッティの場合、9分加熱）。途中半分経ったところで一度全体を混ぜ、再び加熱する。全体を混ぜる。

3. 器に盛り、粉チーズと黒こしょうをふり、イタリアンパセリをちぎって散らす。

カロリー DOWN!

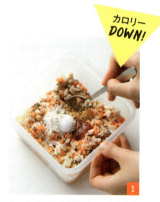

ミートソースの具材は、ひき肉少なめ、玉ねぎ、にんじん、しいたけたっぷりでカロリーダウン！

ご飯で

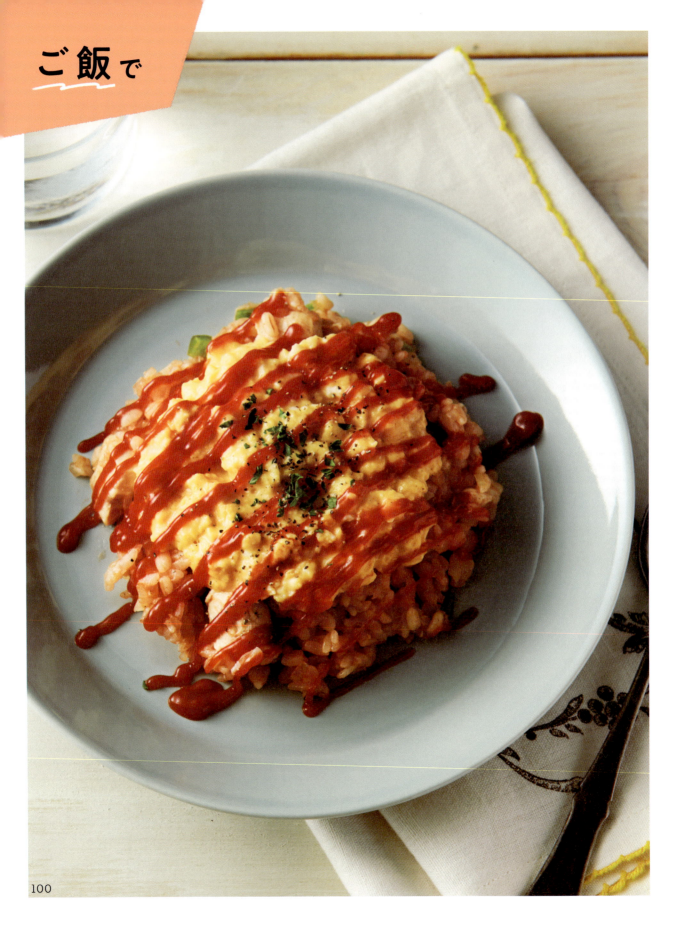

ふわとろ半熟卵がたまらない！
レンチン！ヘルシーオムライス

 調理時間 10分

材料（2人分）

ご飯（もち麦）…200g
とりささみ…1本
下味
　塩、こしょう…各少々
　酒…大さじ1
玉ねぎ…½個
ピーマン…1個
トマトケチャップ
　…大さじ3＋適量
塩、こしょう…各少々
A 溶き卵…2個分
　牛乳…大さじ2
　塩、こしょう…各少々
パセリのみじん切り…適量
粗びき黒こしょう…適量

作り方

1 玉ねぎ、ピーマンは粗みじん切りにする。ささみは筋をとり、一口大に切って下味をつける。

2 耐熱ボウルに玉ねぎ、ささみを入れてふんわりとラップをかけ、電子レンジで約3分加熱する。ご飯、トマトケチャップ大さじ3を加えて（Ⅰ）、再びラップをし電子レンジで約3分加熱。ピーマン、塩、こしょうを加えて混ぜる（Ⅱ）。

3 別の耐熱ボウルに**A**を入れ、ふんわりとラップをし、電子レンジで約1分20秒加熱する。泡立て器で混ぜ（Ⅳ）、再びラップをし電子レンジで20秒加熱し、半熟卵にする。

4 器に**2**を盛り、**3**をのせ（Ⅲ）、ケチャップ適量をかける。パセリと黒こしょうをふる。

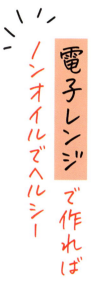

電子レンジ で作れば ノンオイルでヘルシー

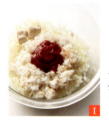
ケチャップの余分な水分をとばすため、ケチャップは混ぜずに電子レンジで加熱して。 Ⅰ

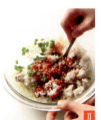
ピーマンを加えるタイミングでご飯全体をしっかり混ぜ、ケチャップを全体に絡めます。 Ⅱ

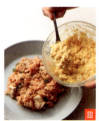
ご飯と卵は電子レンジで別々に作り、卵は後のせスタイル。 Ⅲ

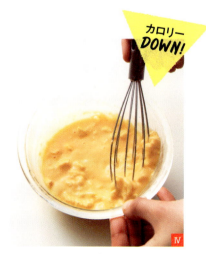
カロリー DOWN!
卵もフライパンで焼かずに電子レンジで作ればノンオイルでカロリーダウン。電子レンジ加熱は2回に分けて、とろとろに。 Ⅳ

351 kcal

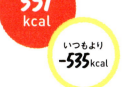
いつもより **−535** kcal

101

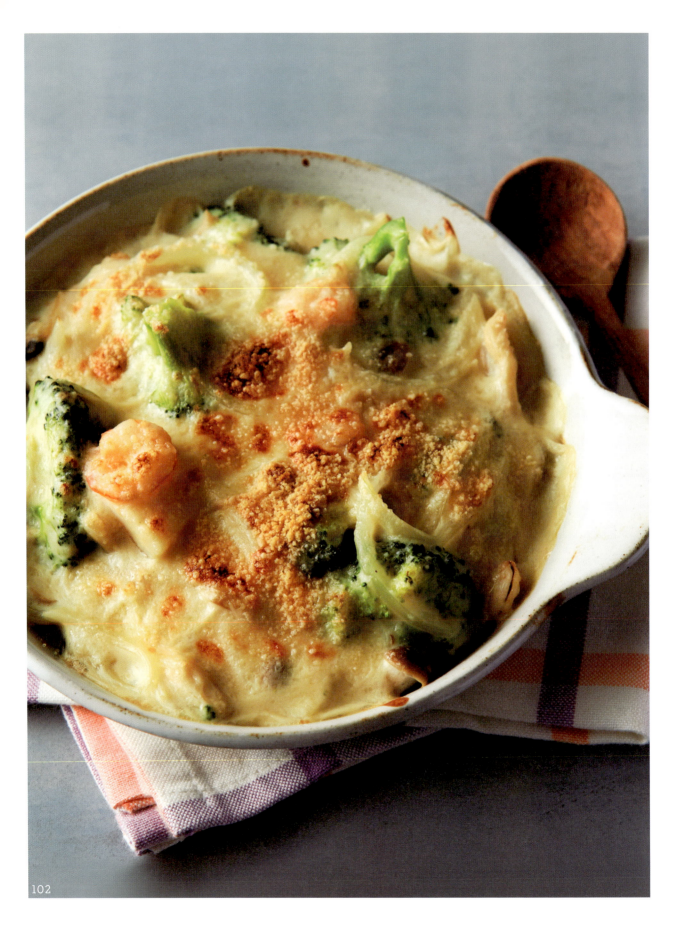

ご飯で

トースターでこんがり焼きあげて
豆乳クリームドリア

調理時間 18分

材料（2人分）

- 温かいご飯（雑穀米）…180g
- シーフードミックス…80g
- 玉ねぎ…½個
- しめじ…1袋（約100g）
- ブロッコリー…½個
- 小麦粉…大さじ2
- バター…10g
- コンソメ（顆粒）…小さじ1
- 豆乳（無調整）…1½カップ
- 塩、こしょう…各少々
- 粉チーズ…大さじ2

作り方

1. 玉ねぎは薄切りにする。しめじはほぐし、ブロッコリーは小房に分ける。シーフードミックスは流水で解凍する。

2. 耐熱ボウルに**1**と小麦粉を入れて（Ⅰ）混ぜる。バター、コンソメを加えて（Ⅳ）ふんわりとラップをかけて、電子レンジで約4分加熱する。豆乳を少しずつ加えて混ぜ、再びラップをして電子レンジで約3分加熱する。全体を混ぜて（Ⅱ）、再びラップをして電子レンジで約2分加熱する。塩、こしょうで味をととのえる。

3. 耐熱皿にご飯を盛り、**2**をかけ（Ⅲ）、粉チーズをふり、オーブントースターで約5分焼く。

少量のバターや小麦粉でヘルシーホワイトソースに

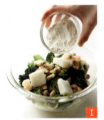
先に野菜やシーフードミックスに小麦粉をまぶして全体に均一になじませます。
Ⅰ

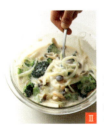
豆乳は一度に全部入れるとだまになるので、少しずつ加えて。加熱も2回に分けます。
Ⅱ

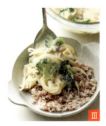
ご飯は1人90gと少なめでも、野菜たっぷりなので、大満足のボリューム！
Ⅲ

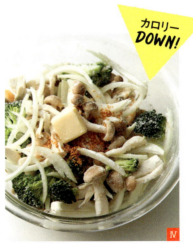
カロリーDOWN!
市販のホワイトソースは使わず、小麦粉、バター、豆乳でソースを作ります。
Ⅳ

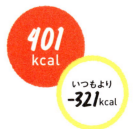
401 kcal
いつもより -321 kcal

103

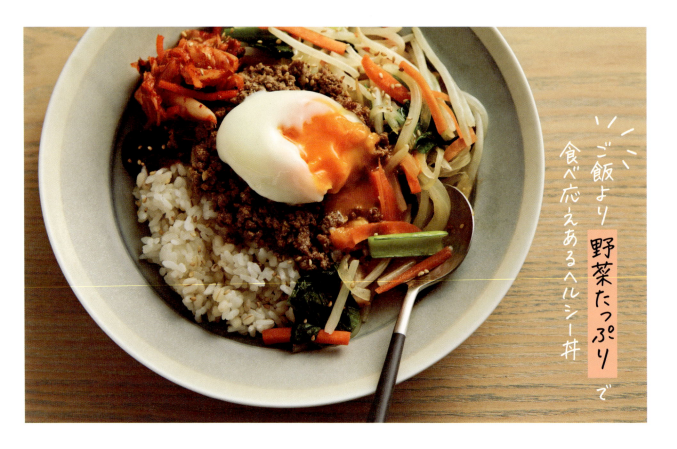

ご飯より食べ応えあるヘルシー丼で野菜たっぷり

レンチン温玉をのせて
野菜たっぷりビビンバ丼

調理時間 **15分**

472 kcal
いつもより **-199 kcal**

材料（2人分）

ご飯（もち麦）… 160g
合いびき肉… 80g
もやし… 1袋（200g）
にんじん… 1/3本
玉ねぎ… 1/2個
しいたけ… 2枚
にら… 4本
小松菜… 1/2わ
酒… 大さじ1
A │ とりガラスープの素、ごま油
　　│ 　…各小さじ2
　　│ 塩、こしょう…各少々
B │ 焼肉のたれ…大さじ1
　　│ おろしにんにく、
　　│ 　おろししょうが…各小さじ1
白すりごま…大さじ1
卵… 2個
白いりごま、コチュジャン…各適量

作り方

1 もやしは目立つひげ根をとる。にんじんは細切りに、玉ねぎとしいたけは薄切りにする。にらと小松菜は3cm長さに切る。

2 耐熱ボウルに**1**を入れて、酒をふり（Ⅰ）、ラップをふんわりとかけて電子レンジで約6分加熱する。水けをきって、**A**を加えて混ぜる。

3 別の耐熱ボウルにひき肉と**B**を入れて混ぜ、ふんわりとラップをかけ、電子レンジで約2分加熱する。白すりごまを加えて混ぜる。

4 小さめの耐熱容器に卵1個を割り入れ、黄身に爪楊枝で3カ所、穴をあける。水1/4カップを加え、ラップをかけずに、電子レンジで約50秒加熱する。水で冷やす。同様にもう1個、レンチン温玉を作る。

5 器にご飯、**2**、**3**を盛り、**4**をのせる。白いりごまを散らし、コチュジャンを添える。

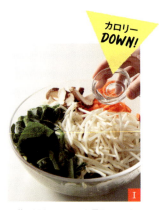

カロリー DOWN!

Ⅰ
野菜に酒をふってから電子レンジで加熱。電子レンジで加熱するとかさが減り、たくさん食べられますよ。

ご飯で

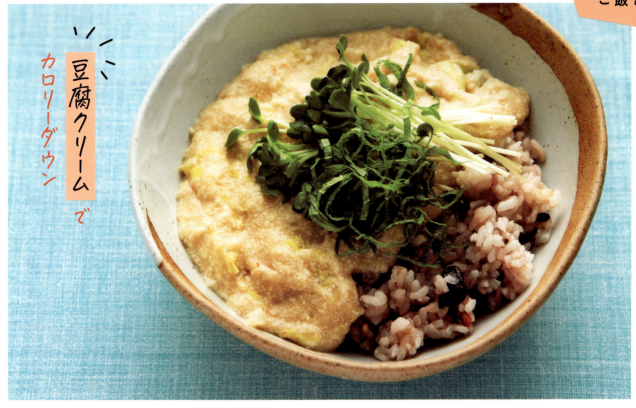

豆腐クリームでカロリーダウン

貝割れや大葉と混ぜながら食べて
明太豆腐クリームの和風あんかけ丼

調理時間 10分

269 kcal
いつもより -491 kcal

材料（2人分）

ご飯（五穀米）…200g
絹ごし豆腐…小1パック（約150g）
キャベツ…2枚
明太子…大さじ3
A ┃ 豆乳（無調整）…大さじ5
　　┃ 白だし、めんつゆ（3倍濃縮）
　　┃ 　…各大さじ1
水溶き片栗粉
　┃ 片栗粉、水…各小さじ2
貝割れ菜…適量
大葉のせん切り…適量

作り方

1. キャベツはざく切りにする。

2. 耐熱ボウルに豆腐を入れて泡だて器でペースト状にし、明太子（**I**）とキャベツ、**A**を加えて混ぜる。ふんわりとラップをかけ、電子レンジで約5分加熱する。水溶き片栗粉を加えて混ぜ、再びラップをし、電子レンジで約1分加熱する。

3. 器にご飯を盛り、**2**をかけ、貝割れ菜と大葉をのせる。

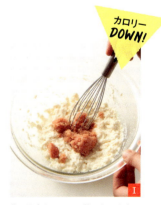

カロリー DOWN!

先に豆腐をペースト状にしてから、明太子を混ぜるとクリーミーでおいしいクリームに！ 豆腐メインでヘルシー。

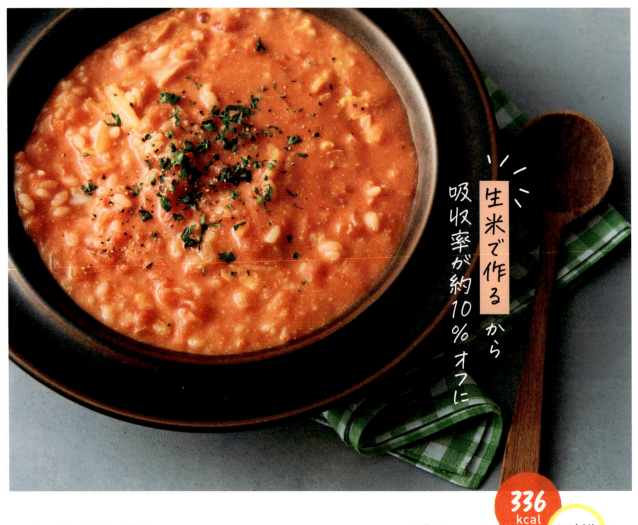

生米で作る から 吸収率が約10％オフに

336 kcal

いつもより −123 kcal

トマトのやさしい酸味
トマトクリームリゾット

調理時間 25分

材料（2人分）

生米…1/2カップ
玉ねぎ…1/2個
にんじん…1/2本
キャベツ…1枚
ベーコン…1枚
カットトマト缶…1缶（240g）
A｜トマトケチャップ…大さじ2
　｜コンソメ（顆粒）…小さじ1
　｜おろしにんにく…小さじ1
B｜ピザ用チーズ…18g
　｜マヨネーズ…大さじ1
塩、こしょう…各少々
パセリのみじん切り…適量

作り方

1. 玉ねぎ、にんじんはみじん切りにする。キャベツはざく切りにする。ベーコンは細切りにする。

2. 耐熱ボウルに1とトマト缶、生米、水1 1/4カップ、Aを加えて（I）混ぜ、ラップはせずに電子レンジにかけ、途中で1回混ぜて計約15分加熱する。

3. 約5分おいてから、Bを加えて混ぜ、塩、こしょうで味をととのえる。

4. 器に盛り、パセリをふる。

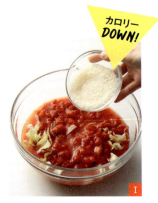

カロリーDOWN!

生米が他の食材のだしを吸うので、しっかり味がつき、少量でも満足感が出ます。

ご飯で

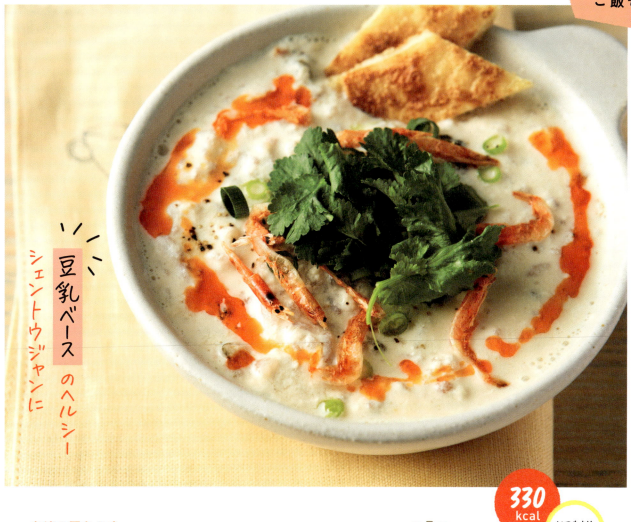

豆乳ベースのヘルシーシェントウジャンに

台湾の屋台の味
シェントウジャン風雑炊

調理時間 18分

330 kcal

いつもより −182 kcal

材料（1人分）

ご飯（もち麦）…90g
豆乳（無調整）…1カップ
A きゅうりのしょうゆ漬け（または
　　ザーサイ〈味つき〉）…10g
　　桜えび…小さじ2
　　とりガラスープの素、
　　　めんつゆ（3倍濃縮）…各小さじ1
　　酢（あれば黒酢）…小さじ2

トッピング用
油揚げ…½枚
小ねぎの小口切り…適量
パクチー…適量
桜えび…適量
ラー油…適量

作り方

1 パクチーはざく切りにする。きゅうりのしょうゆ漬けは刻む。油揚げはオーブントースターで約10分焼き、カリカリにして食べやすい大きさに切る。

2 深めの耐熱皿にご飯、豆乳を入れてラップをせずに、電子レンジで約2分加熱する。

3 **A**を加えて混ぜ（Ⅰ）、2～3分おき、固まってきたら、好みでトッピングをのせる。

カロリー DOWN!

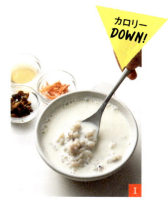

豆乳を電子レンジで加熱して温め、酢で分離させます。とろっとさせるのがポイント。

COLUMN

太らない えのき おつまみ

酢の物など、いかにもヘルシーなおつまみばかりでは飽きてしまいますよね。
揚げ物も食べてOK！ でも、市販のポテトチップス…では、やはりダイエットには不向き。
食物繊維、ビタミンB₁、ナイアシンなど栄養たっぷりな「えのき」のおつまみレシピを紹介します。

のり塩えのき

材料（2〜3人分）

- えのき…1袋（約200g）
- A
  - 小麦粉…大さじ5
  - 青のり、のりの佃煮…各大さじ1
  - 水…大さじ7
- サラダ油…大さじ5

作り方

1. えのきは平べったい形の小房に分ける。Aを混ぜて絡める。
2. フライパンに油を熱し、1を約6分揚げる。えのきがひとまわり小さくなったら上下を返して約4分揚げる。揚げ網に立てて、油をきる。

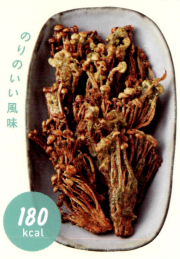

のりのいい風味

180 kcal

えのチヂミ

チーズ風味でおいしい

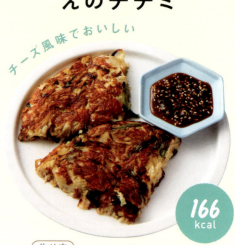

166 kcal

材料（2〜3人分）

- えのき…1袋（約200g）
- 玉ねぎ…½個
- にら…½袋
- A
  - 卵…1個
  - 粉チーズ…40g
  - 小麦粉…大さじ2
  - 塩、こしょう…各少々
- ごま油…大さじ1
- たれ
  - 白いりごま…大さじ1
  - 焼肉のたれ…大さじ3
  - コチュジャン…小さじ1
  - 小ねぎの小口切り…4本分

作り方

1. えのきは4等分に切る。玉ねぎは薄切りにする。にらは3cm長さに切る。
2. Aと1を混ぜる。
3. フライパンに油を熱し、2を広げて3〜4分焼く。上下を返し、さらに3〜4分焼く。
4. 食べやすい大きさに切って器に盛り、たれの材料を混ぜて添える。

えのぺぺ

材料（2〜3人分）

- えのき…1袋（約200g）
- 玉ねぎ…½個
- ベーコン…2枚
- オリーブ油…小さじ2
- にんにくのみじん切り…2片分
- 赤とうがらしの輪切り…少々
- A
  - コンソメ（顆粒）…小さじ1
  - 塩、こしょう…各少々
- 粗びき黒こしょう…適量

作り方

1. えのきはほぐす。玉ねぎは薄切りにする。ベーコンは細切りにする。
2. フライパンに油、にんにく、とうがらしを熱し、1を炒める。えのきがしんなりしてきたらAを加えて炒め合わせる。
3. 器に盛り、黒こしょうをふる。

ペペロンチーノ風！

85 kcal

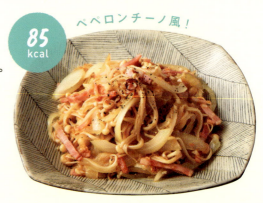

だし巻き卵の
えのあんかけ

材料（2〜3人分）

卵液
- 溶き卵…2個分
- 水…大さじ3
- みりん、白だし…各小さじ2
- めんつゆ（3倍濃縮）…小さじ1

サラダ油…小さじ1

あん
- えのき…1袋（約200g）
- 水…1/2カップ
- めんつゆ（3倍濃縮）…大さじ1
- 砂糖、片栗粉…各小さじ1
- とりガラスープの素…小さじ1/2

小ねぎの小口切り…適量

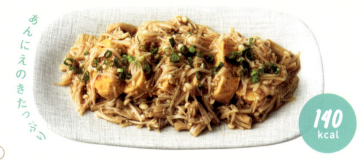
あんにえのきたっぷり
140 kcal

作り方
1. えのきは3等分に切る。卵液は混ぜる。
2. 卵焼き器に油適量を熱し、卵液1/4量を流し入れて広げる。泡が出たら菜箸で潰して、下面がほぼ焼けて上面が乾かないうちに奥から手前に折り畳む。卵焼きを奥に寄せ、あいたところに油適量を塗り、卵液の1/3量を流し入れて広げる。卵焼きの下にも流し込み、同様に折り畳む。あと2回くり返す。
3. アルミホイルかラップで包んで形を整える。
4. 卵焼き器にあんの材料を入れて煮立てる。とろみがついたら火を止める。
5. 3を食べやすい大きさに切って器に盛り、4をかける。小ねぎをふる。

えのきのつまみあえ

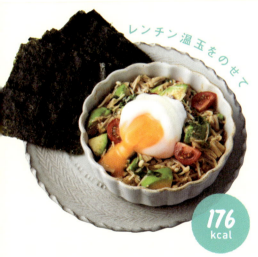
レンチン温玉をのせて
176 kcal

材料（2〜3人分）
- えのき…1袋（約200g）
- アボカド…1個
- ミニトマト…3個
- A
  - とりガラスープの素…小さじ1/2
  - 砂糖、コチュジャン、ごま油…各小さじ2
  - めんつゆ（3倍濃縮）、おろしにんにく…各小さじ1
- 卵…1個
- 焼きのり…適量

作り方
1. えのきは5等分に切る。アボカドは1cm角に切り、トマトは縦4等分に切る。
2. 耐熱ボウルにえのきを入れ、ふんわりとラップをかけ、電子レンジで約2〜3分加熱する。
3. アボカド、トマト、Aを加えて混ぜる。
4. 小さめの耐熱容器に卵を割り入れ、黄身に爪楊枝で3カ所、穴をあける。水1/4カップを加え、ラップをかけずに、電子レンジで約50秒加熱する。水で冷やす。
5. 器に3を盛り、4をのせ、のりを添える。

えの天

材料（2〜3人分）
- えのき…1袋（約200g）
- 玉ねぎ…1/2個
- 紅しょうがのみじん切り…20g
- A
  - 薄力粉…大さじ4
  - 片栗粉…大さじ2
  - マヨネーズ…大さじ1
  - 水…大さじ5
- サラダ油…大さじ5
- めんつゆ（水で希釈したもの）、塩、ウスターソース…各適量

作り方
1. えのきは4等分に切る。玉ねぎは薄切りにする。
2. ボウルに1、紅しょうが、Aを入れて混ぜる。
3. フライパンに油を熱し、2を1/12量ずつスプーン2本で平たく落とし入れる。こんがり焼き色がついたら上下を返し、さらにこんがり焼き色がつくまで揚げ焼きにする。
4. 器に盛り、めんつゆ、塩、ウスターソースなどを好みで添える。

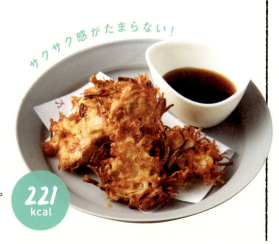
サクサク感がたまらない！
221 kcal

料理INDEX

※メインおかずは素材別に探せます。
※メニューは五十音順に並んでいます。

メインおかず

とり肉で

おかずシーザーサラダ ……………… 68
カリカリコンソメチキン ……………… 15
げんこつチキンごぼう ……………… 35
ささみの甘辛手羽先風 ……………… 26
ささみのパン粉焼き ………………… 25
ささみピカタ ………………………… 27
酢どり ………………………………… 29
チキンクリーム ……………………… 23
チキンピザ …………………………… 21
チキンミートボールのトマト煮 …… 33
照り焼きつくね ……………………… 77
豆腐ハンバーグ ……………………… 61
トースターでねぎみそチキン ……… 18
とりとキャベツの回鍋肉風 ………… 13
とりとなすのみぞれ煮 ……………… 19
ふわふわから揚げ …………………… 34
れんこんの挟み蒸し あんかけソース … 31
レンチン！蒸しどり ………………… 17

豚肉で

揚げないミルフィーユカツ ………… 37
薄切り肉のロールキャベツ ………… 43
おからのサッパリ餃子 ……………… 83
こんにゃくの回鍋肉 ………………… 81
包まない！おから焼きシュウマイ … 85
豆腐の肉みそのっけ ………………… 64
肉巻き長いものバタポンソテー …… 42
白菜と豚肉のうま煮 ………………… 39
ヒレ肉のみそ焼豚 …………………… 46
豚ヒレステーキ オニオンガーリックソース … 45
満腹とん平焼き ……………………… 41
蒸し豚のにらまみれ ………………… 47
ヤンニョム豚コン …………………… 80
レンチン！豚まんの中身蒸し ……… 75

牛肉で

牛こんステーキ ……………………… 79

ひき肉で

おからのサッパリ餃子 ……………… 83
げんこつチキンごぼう ……………… 35
酢どり ………………………………… 29
チキンミートボールのトマト煮 …… 33
包まない！おから焼きシュウマイ … 85
デミきのこバーグ …………………… 76
照り焼きつくね ……………………… 77
豆腐の肉みそのっけ ………………… 64
豆腐ハンバーグ ……………………… 61
ふわふわから揚げ …………………… 34
れんこんの挟み蒸し あんかけソース … 31
レンチン！豚まんの中身蒸し ……… 75

魚介で

揚げない鮭南蛮 ……………………… 53
かじきのレモンバターソテー ……… 51
鮭とほうれん草の豆乳グラタン …… 55
シーフードミックスのかんたん八宝菜風 … 57
たらのハーブパン粉焼き …………… 49
タンドリーさわら …………………… 50
豆腐クリームのシーフードグラタン … 59
野菜たっぷり海鮮チヂミ …………… 58

卵・大豆製品で

揚げない鮭南蛮 ……………………… 53
厚揚げキムチ ………………………… 65
おかずシーザーサラダ ……………… 68
おからナゲット ……………………… 84
おからのサッパリ餃子 ……………… 83
ごぼうと大豆の甘辛 ………………… 69
ささみピカタ ………………………… 27
包まない！おから焼きシュウマイ … 85
デミきのこバーグ …………………… 76
豆腐クリームのシーフードグラタン … 59

110

豆腐の肉みそのっけ …………… 64	さばのユッケ風 …………… 72
豆腐ハンバーグ …………… 61	だし巻き卵のえのあんかけ …… 109
ひじきと枝豆の手作りがんも …… 63	のり塩えのき …………… 108
ふわふわから揚げ …………… 34	わかめの香ばしごま炒め …… 87
満腹とん平焼き …………… 41	わかめのコンソメあえ ………… 87
レンジで一発! 大豆のトマト煮 …… 67	

加工品で

牛こんステーキ …………… 79
こんにゃくの回鍋肉（ホイコーロー）…………… 81
シーフードミックスのかんたん八宝菜風 … 57
豆腐クリームのシーフードグラタン … 59
野菜たっぷり海鮮チヂミ …… 58
ヤンニョム豚コン …………… 80

ご飯・麺

えびアボカドの冷製パスタ …… 97
カルボナーラ風しらたき …… 93
シェントウジャン風雑炊 …… 107
しらすとブロッコリーのペペロンチーノ … 98
しらたきチャンプルー …… 95
豆乳クリームドリア …………… 103
トマトクリームリゾット …… 106
ナポリタン風しらたき …… 94
ベジミートパスタ …………… 99
明太豆腐クリームの和風あんかけ丼 … 105
野菜たっぷりビビンバ丼 …… 104
レンチン! ヘルシーオムライス … 101

スープ

キムチチゲ風スープ …………… 88
コチュトマみそスープ …………… 88
ちゃんぽん風スープ …………… 89
ポカポカ中華風かきたまスープ …… 89
ミルクカレースープ …………… 90
和風カレースープ …………… 90

サブおかず

えのきのつまみあえ …………… 109
えのチヂミ …………… 108
えの天 …………… 109
えのペペ …………… 108
切り干し大根のピリ辛みそあえ …… 86
切り干し大根のマヨサラダ …… 87
きんぴら切り干し …………… 86
さばとひじきの中華風サラダ …… 71
さばトマチーズ焼き …………… 71
さばの甘辛卵とじ …………… 72
さばのカレーマリネ …………… 70
さばの韓国風 …………… 70

STAFF

デザイン／蓮尾真沙子 (tri)
撮影／澤木央子
スタイリング／井口美穂
校正／麦秋アートセンター

撮影協力／UTUWA

rina（りな）
管理栄養士／料理家
1998年生まれ。料理愛あふれる〝料理バカ〟。
大妻女子大学 管理栄養士専攻を首席で卒業後、管理栄養士資格を取得。
ウェブメディアで料理家として働きはじめた社会人1年目。「冷蔵庫に
あるもんで作る！特別なもんではないけど喜ばれる！褒められレシピ。
簡単節約ごはん」をテーマにInstagram、ブログで日々レシピを更新中。
Instagram　@rina_kitchen
ブログ　https://ameblo.jp/rinakitchen

管理栄養士rinaの
もりもり食べても太らないおかず

2021年6月24日　初版発行

著者／rina

発行者／青柳 昌行

発行／株式会社KADOKAWA
〒102-8177　東京都千代田区富士見2-13-3
電話 0570-002-301（ナビダイヤル）

印刷所／凸版印刷株式会社

本書の無断複製（コピー、スキャン、デジタル化等）並びに
無断複製物の譲渡及び配信は、著作権法上での例外を除き禁じられています。
また、本書を代行業者などの第三者に依頼して複製する行為は、
たとえ個人や家庭内での利用であっても一切認められておりません。

●お問い合わせ
https://www.kadokawa.co.jp/　（「お問い合わせ」へお進みください）
※内容によっては、お答えできない場合があります。
※サポートは日本国内のみとさせていただきます。
※Japanese text only

定価はカバーに表示してあります。

© rina 2021　Printed in Japan
ISBN 978-4-04-605238-4　C0077